智者生存

醫·療·現·場·的·行·為·經·濟·學

醫療現場の行動経済学 すれ違う医者と患者

Ohtake Fumio　Hirai Kei
大竹文雄·平井啓
［編著］
林巍翰——譯

Contents

目次

Contents

第7章 怎麼做才能減少家屬的後悔之情呢？

Contents

第三部分 給醫護人員：行為經濟學如何釐清決策時的偏誤？

Contents

前言

「雖然很遺憾，但你的病情已經沒有治癒的可能性了」，這是久坂部羊的小說《惡醫》開篇中的一句話。如果你是一名癌症病患，雖然肯定會受到醫師這句話的打擊，但必然還是會鍥而不捨地詢問，關於治療的可能性。

《惡醫》裡其中一位主角——外科醫師森川良生是這樣對病人解釋的，「已經沒有必要去接受辛苦的療程了，雖然不好開口，但你所剩的時間大概只有三個月左右。在剩下來的人生裡去做自己喜歡的事情，把時間用在有意義的地方吧。」森川醫生告訴患者，與其讓治療的副作用縮短自己的壽命，不留遺憾地使用人生所剩無幾的時光才是正途，這是一番為患者著想的忠告。

確實，對熟知癌症與其治療方式，且已經多次對同一名患者進行診療的醫師來說，上面的談話內容或許是理所當然的判斷。然而對於被宣告的每一位患者來說，卻都是人生中的第一次。當小說中另一位主角——身為病患的小仲辰郎被森川醫師告知，自己的癌症已經沒有合適的治療方式後，他對醫師說出「對我而言，被告知沒有治療的方式，就和宣判死刑沒有兩樣」、「我再也不會來找森川醫師了」之後，絕望地從問診室中衝了出去。一個能提出合理且理所當然診斷結果的醫師，若從病患的角度來看，反而可能被當作是一名「惡醫」。在醫師和患者之間，關於「如何接受醫療行為」這件事上，存在著巨大的鴻溝。

對森川醫師來說，他無法理解為什麼癌症末期病患既希望能活久一點，卻還要選擇副作用強，而且會縮短壽命的醫療行為。患者的這種心態，在行為經濟學中稱為「損失規避」（loss aversion），人們都不喜歡自己確定會蒙受損失的感覺，因此會去選擇多少能減輕損失的選項。雖然經過冷靜思考後可以知道，能確定損失的結果是比較理想的狀態，但在現實中卻並非如此，如果遇上的是件一輩子只會碰上一次的事情，那就更是如此了。

醫師無法理解，會什麼病患不去選擇「合理」的選項。另一方面，病人也覺得，為

什麼醫師們總是要搬出一堆統計數字，然後逼著他們做出決定。究竟為什麼醫師和病患之間，會發生這種認知上的差異呢？

家長式領導和知情同意

過去，醫師把病患缺乏醫學知識當作前提，由醫師選擇他認為最合適的治療方法。這就是基於「家長式領導」（paternalism，或稱溫情主義）進行的醫療行為。因為病患沒有醫學知識，所以把治療的方式交由醫師來決定。早期的醫師甚至不會把「罹癌」這件事告訴他的病人。

但如今，醫學知識已經開始普及到病患之間，因此醫師就有必要向患者說明：需要從存在著利弊兩方面的不同治療方法中，選擇一個才行。如果病患也能接收到關於治療方式的資訊，他就有可能去選擇較合適的療程，而非僅憑自己的好惡做出決定。也就是說，只要是合理的話，由患者自行選擇治療方式，呈現出來的滿足度也較高。例如，病患在得知自己得到癌症後，為了在剩下來的人生中可以做自己想做的事，他就可能會去選擇副作用較小的治療方法。然而必須注意的是，根據資訊提供方式的不同，有時也會發生病患無法依照本人的期待做出決定的情形。

在目前的醫療現場，採取「知情同意」（informed consent）是主流的做法。知情同意原來指的是，「醫師把醫療相關資訊提供給病患，病患在清楚治療的內容和可能產生的後遺症或副作用後，雙方再依循治療方針，在彼此都同意的情況下做出決定」。像是需要拔牙的情況；或在手術前告知病患，之後可能會產生後遺症或副作用的可能，然後才在同意書上簽名。這樣做的目的，有預防醫療訴訟發生的涵義在裡面。可是對病患來說，聽到「有X%的機率，會產生○○這種後遺症的可能」，其實並不容易理解。尤其是在醫學上的治療方法中，後遺症和副作用發生的可能性，都是以機率來表示，要讓患者自己從多種會帶來不同程度的（後遺症）發生機率和（副作用）嚴重程度中，選擇出一種治療方式，著實不是件容易的事情。

可是在現實中，儘管做出決定是一件非常複雜且頗有難度的事情，但我所感受到的卻是，醫師認為只要自己把資訊提供給病患的話，就能讓他們做出合理的判斷。這不禁讓我想到傳統經濟學中所提出的「經濟人」（homo oeconomicus）觀點。這個觀點認為人類具有高度的計算能力，會使用已經得到的所有資訊，來做出合理的決定。但從行為經濟學的觀點來看，人類在做決定時，卻呈現出有系統地「脫離」會做出合理判斷的傾向，由此我們可以知道，在這之中存在著偏誤（bias）。因此，就算是相同的資訊內

容，只要改變呈現的方式，人們做出的決定也會隨之改變。

如果醫護人員能夠認知到患者本身在做出決定時存在著偏誤的話，就能利用更好的方法來讓病患做出合理的決定。此外，其實醫護人員自己在做決定時，也存在著不同的偏誤。因此，我們希望可以擺脫偏誤，讓自己盡可能地做出合理的決定。要是患者本身也能理解行為經濟學的話，就能夠協助自己做出更好的決斷。

自由家長主義和醫病共享決策

雖然「自由意志」重視個人選擇的自由，但正如行為經濟學所揭示的那樣，「人類所做出的決定，往往並不那麼合理」也是個事實。如果在這個情況下，能夠以最大限度保障個人選擇自由為前提，提供一個促進人們去選擇較佳選項的機制，這樣的思考方法就稱為「自由家長主義」（libertarian paternalism）。例如有個人雖然想要減肥，但卻遲遲無法踏出第一步的話，他就可以試著打造一個不用勉強自己，也能開始執行減肥的環境。在保障自己有「不去執行減肥計畫自由」的前提下，就能透過簡單的設計來敦促自己減肥。

在自由家長主義中，用於改變人們行動的代表性手法，稱為「助推」（nudge），

其原文有「用肘輕推」之意，例如，公司企業一開始就預先把所有員工都納入要繳交企業年金[1]的成員中，但卻保障每個人都擁有退保的自由，這種做法就是利用人們不太會去更動「預設值」（default）所完成的助推。在這個情況下，要退出企業年金計畫與否都是個人的自由，而且退出的手續也很簡單，儘管如此卻很少有人會選擇退出。相反的，如果把「不加入企業年金」設為預設值，而且申請加入還要跑流程的話，員工的入會比率就會相當低落。雖然只要讓加入或退出的手續變得簡單些，就算保障了充足的自由，但我們的行為仍然深受預設值的影響。如果能夠善加利用行為經濟學的特性，我們就能做出更好的決定，進而提高自己的健康水平。

在決定採取何種醫療方式上，像知情同意這樣，只要醫護人員能提供充足的資訊，以病患能夠做出適當的決定為前提，就能產生出患者做出最佳選擇，然後由醫師支持患者所做之決定的思考方式（醫病共享決策，Shared Decision Making）。如此一來，在執行醫病共享決策時，去認識行為經濟學的思考方式，就顯得相當重要。

1 日本的養老金被稱為年金，架構上可以分為三層，分別是第一層的國民年金、第二層的厚生年金和共濟年金，以及第三層的企業年金。「企業年金」為民營企業設置的福利制度，但此制度並無強制規範。

【本書構成介紹】

第一部分：什麼是醫療現場的行為經濟學？

本書由三個部分組成，第一部分將說明醫療行為經濟學的概要。第一章會以診療室中病患和醫護人員的對話為基礎，觀察醫療現場會出現哪些行為經濟學上的偏誤，然後介紹醫護人員的應對方式。具體來說，就是拿以下這些來自病患們的發言——「我都已經堅持到這一步了，所以我想繼續這樣治療下去」、「因為我目前的狀況還不要緊，所以就維持現狀吧」、「我不想現在做決定」、「醫生，我看到宣稱可以『讓癌症消失』的產品廣告……」，藉此討論是否可以用行為經濟學來解釋它們。

第2章將會針對行為經濟學的框架，就理論與應用方式加以說明。事實上在絕大多數的情況下，我們都不容易確定醫療行為帶來的效果。可以說，不論是對醫護人員或病患來說，雙方都是在一個不確定的基礎上來做出決定的。在這樣的情形下，我們經常會因為重視精準、厭惡過多的損失，而採取了不合理的行為。此外，因為疾病的預防及治療的效果，往往都無法看到立竿見影的成效，所以當我們把「眼前的歡愉」和「未來的

健康」這兩個相異的視點拿來比較時，通常都會選擇當下的行為。因為人們總是聚焦於現在，所以經常會推遲某些事情的進行，如此一來，就會在醫療上引發重大的問題。再說，我們很容易會受到周遭行為的影響，進而導致不同的「認知偏誤」。若能清楚認識這些特性，就能用「助推」的方式把我們的行動引導至更好的方向。

第3章會介紹醫療領域中，行為經濟學的研究成果。雖然討厭風險的人，通常都會主動去做促進健康的行動，但事實上他們卻少有人會去做癌症篩檢。或許這和「就算篩檢出病情，也不保證就一定能夠治癒」有關。另外，有許多研究結果都顯示，越是性子急或越有拖延習慣的人，越不會去採取對健康有益的行為。還有許多研究指出，運用具有行為經濟學特性的「助推」，能夠促使病患改變行為。而為了讓助推能對患者發揮作用，同時對醫護人員也進行助推，被認為是有效的。

第二部分：病患與家屬的決策

本書的第二部分，將探討病患與家屬在做醫療決策時可能會出現的偏誤。首先，第4章會先探討，該如何把行為經濟學應用在支援癌症病患做治療決策上——這章會以案例和問卷調查為基礎，進行實踐性的考察，包括「藉由理解偏誤，就能在和醫護人員的

討論和形成共識上發揮作用」、「面臨選擇終止治療或在宅療養時，社工人員和訪視護理人員，必須具備善用『捷思法』的能力」、「對經驗豐富的醫護人員來說，當他們意識到自己在無意間使用『助推』所帶來的效果後，不妨可以有意識地去使用它」、「在面對人生重大的抉擇時，如果得到的訊息太多，反而會使人們的大腦陷入混亂，因而導致想錯、或做出錯誤判斷」等內容。

第5章會介紹使用「助推」來提高接受癌症篩檢比率的做法與其效果。首先，在提升大腸癌篩檢的比率上，使用「本年度若不接受大腸癌篩檢的話，下個年度將不再送上檢查糞便的工具」這類損失框架（loss frame）的語句，就能達到不錯的效果。其次，為了提高乳癌篩檢的比率，利用目標、計畫、恐懼心理等不同的方式，針對個別對象使用相異的框架助推，是有效的做法。最後，為了預防肝癌，需要階段性的先透過接受檢查（受檢），然後經過精密檢測（受診），才會進行到抗病毒治療（受療），在這過程中，「助推」一樣能派上用場。

第6章將針對子宮頸癌的預防措施，為何遲遲無法在日本有效推廣的理由，從行為經濟學的觀點出發，以問卷調查的結果為依據來做分析——HPV疫苗接種和子宮頸癌篩檢難以推進的原因，或許能從「可得性捷思法」（availability heuristics），以及大家

直到要接種疫苗為止，都不採取行動的「從眾行為」（同調效應），來加以說明。由此我們可以知道，如果不拿當前的健康狀況來做參照點，而是把子宮頸癌的嚴重性拿來當作參照點讓大家去思考的話，就有可能推動預防活動的普及。

第7章將以行為經濟學的論述來探討家屬的後悔之情。家屬對患者本人的治療方式，通常會抱著許多不同的懊悔情緒，我們從行為經濟學的知識裡，得到以下三種見解：「透過有意識地改變參照點來對應狀態的變化，可以有效地減少悔恨」、「先認識到自己身上帶有會引起後悔的『現時偏誤』（present bias），然後從一開始就利用『承諾』（commitment，或束縛）這種方式，讓自己來減少將來的選項」、「不要過度恐懼後悔」。

第8章會介紹支援高齡患者做出決策的方法。因為高齡患者在認知能力上，和年輕人相比，往往較為低下，所以更需要幫助他們做出決策。換句話說，高齡者和年輕人在做決策的過程中，所採取的策略是不同的。高齡者為了要有效率地做出決策，會出現運用經驗（像「應該是這樣吧」），一邊推測然後做統整的傾向。因此在做決定時，容易發生偏誤。為此，在支援高齡患者做出決策時，需要在理解他們容易受到偏誤影響的前提下進行說明，然後再提示選項，是較為理想的方式。

第9章會探討，個人該如何表示器官捐贈的同意與否。大多數的日本人，對於自己若是陷入腦死或心跳停止的情況下，是否願意捐贈自己的臟器，並沒有做出明確的意願表示——意願表示深受「預設值」的影響，然而，因為器官捐贈還會牽涉到其他人，所以很難推斷想法（意願）的一貫性。也因此，藉由政策的介入，以倫理上的關懷來思考對於不同立場和系統整體的影響，是不可或缺的。

第三部分：醫護人員的決策

本書的第三部分，我們會探討醫護人員在做決策時的偏誤。一般民眾大多會認為，醫護人員是醫療方面的專家，總是能夠運用所掌握的醫學知識，做出最合適的選擇。雖然患者們經常會做出很多不合理的決定，但大部分的醫護人員都相信，自己所做出的決策是合理的。然而，醫護人員本身在做決策時，其實也會受到各種行為經濟學的偏誤影響，這是他們需要認知的地方。

第10章首先會聚焦在「延命治療」，這個醫師會直接面對的重要課題上——在日本，只要開始對病患進行人工呼吸管理後，就無法任意喊停。因為維持生命治療的「不施行」和「中止」，事實上是兩種截然不同的醫療行為，而且還深受行為經濟學特性的

影響。另外，這章還會提到讓醫護人員猶豫是否要中止維持生命治療的原因，亦即「擔心自己的決定是否違法」。但實際上，日本警方未介入這類案子，已經長達十年以上了。而且厚生勞動省和不同的專門團體，也已制定完善的「指導方針」（guideline）。儘管針對維持生命治療所制定關於不施行和中止的準則，並沒有法律上的基礎，卻還是能起到迴避或減輕，因不同的行為經濟學的特性對心理產生的影響。

第11章會拿循環器官的疾病治療案例來做分析，檢視醫護人員容易陷入行為經濟學中的偏誤狀況。急性的循環器官病症，會讓合理做出決策（例如要不要進行心肺復甦）的行為產生困難，因此醫師們需要了解自己在應對急症時，會出現哪些行為經濟學上的特徵。至於面對慢性的循環器官疾病時，研究則指出，從「生活習慣病」（lifestyle diseases，或稱文明病）的觀點出發，關注病患的行動變化與其持續性，是不能忽略的。

第12章會提出具有說服力的內容，來論述醫師們也會出現行為經濟學上，在做決策時會出現的偏誤，尤其是不遵守治療方法的準則，如今已成為一個問題。如果從醫師的性別來做比較可以發現，和男醫師相較，女醫師比較會依照準則來行事。本章中還會介紹一則已經由美國證實的實驗結果，那就是由女醫師照顧的病患和男醫師相比，死亡率

較低。基於上述內容，可以期待日後針對醫師利用「助推」行為進行的研究。

第13章會從行為經濟學的觀點，探討護理人員的職業過勞。一般認為，會積極地去關心其他人的人，適合擔任護理人員。然而從分析的結果來看，卻否定了這個觀點。越是能對病人抱有同理心的醫護人員，越容易出現職業過勞的情形，而且這種類型的醫護人員，通常有服用安眠藥和鎮靜劑的傾向。這樣的分析結果，對該如何培育護理人員和安排他們的工作位置，起到了建議的功效。

本書集結了來自醫學、公共衛生學、心理學、人類學、社會行銷和行為經濟學等不同領域的學者，分享他們在研討會中，把行為經濟學應用在醫療領域中所獲得的研究成果。正如本書的副標題所示，很多時候，醫師無法理解病人所做的決定。

許多參加過研討會的醫師們都表示，透過學習行為經濟學，讓他們能夠更了解病患們的決策。當然，醫師自己也會面對許多不同的偏誤，就算他們不願意承認，但在看到本書所公布的研究成果後，想必也會同意的。

行文至此，要特別感謝大阪大學社會經濟研究所共同利用・共同研究據點、三得利文化財團、大阪大學SOCIAL SOLUTION INITIATIVE（SSI）等團體機構，對本書研究計畫的鼎力相助。此外，本書共同執筆者之一的佐佐木周作先生，對許多原稿內容，

提出了有意義的指教。然後是共同編著者平井啓先生，是他組織起本書執筆團隊的研討會。接著是負責處理研討會事務的田中奈津紀小姐，最後是把編輯做到盡善盡美的矢作知子小姐，在此也一併致上感謝之意。

大竹文雄

第一部分

什麼是醫療現場的行為經濟學？

第1章 診間中的對話

【本章重點】

- 「我都堅持到這一步了，所以我想繼續治療下去。」
  沉沒成本——過去的付出會影響當下對未來的判斷。
- 「我目前還不要緊啊，那就維持現狀吧。」
  現狀偏差——改變現狀會被人們視為是讓自己蒙受損失。
- 「我不想現在做決定。」
  當下偏誤——人們往往藉由拖延來面對痛苦的決定。
- 「我看到宣稱可以讓癌症消失的廣告！」
  可得性捷思法——把廣告內容列為優先考慮的行為偏誤。

主治醫師：「你現在胸腔裡有積水，在呼吸時想必很不好受吧。記得我之前也曾和你提過，你現在的心臟變得有點無力。」

患者（稍微喘著氣說到）：「因為我連要去上廁所都有點困難，所以其實我已經預期會是這樣了……」

主治醫師：「如果繼續進行化療的話，可能會增加你心臟的負擔，這樣下去會有危險，因此我認為中止化療比較好。停止化療後，我還是會繼續治療你的呼吸問題，讓你的生活可以更好過一些。」

患者：「醫師，請等一下。雖然我的確感到心臟變弱了，但從以前到現在，我不是挺過了那些化療後的副作用了嗎？我不能放棄化療，然後等著嚥下最後一口氣。」

主治醫師：「可是這樣一來，你可能會因為心臟的問題就先倒下，而不是因為癌症造成的遺憾。」

患者：「難道無計可施了嗎？醫師拜託你想想辦法好不好！」

主治醫師：「……」。

1 「我都已經堅持到這一步了」——沉沒成本

在問診時，醫師和患者都需要清楚知道，對方話中想要表達的事情。在這一節中，筆著會拿幾個典型的對話事例，來介紹行為經濟學式的說明和醫護人員的應對。

上一頁的對話，是癌症病患和主治醫師之間的交談內容。患者是和丈夫兩個人一起生活的五十多歲女性。十年前她罹患了乳癌，並在手術後開始接受含荷爾蒙成分藥劑的化療。一般來說，化療後如果體內出現了新的癌症轉移，那麼就要換用不同種類的治療藥物。這位女性在十年間，每當體內出現新的轉移時，就會換用不同的治療藥，現在她正在使用第八種藥物。到目前為止，化療曾讓她感到相當疲倦而連續昏睡了好幾天，也曾讓她的關節疼痛不已。這位患者每次在改變化療的方式後，癌細胞的範圍就會縮小（但癌症並沒有消失），她這十年就這樣一邊在超市的收銀台工作，同時到醫院去接受治療。然而最近這幾個月，就算更換了抗腫瘤藥，也無法遏止病情的進展，甚至還加劇了她心臟的老毛病。現在到醫院看診，還必須坐著輪椅在丈夫陪同下才行。

有一次到醫院時，由於她心臟衰竭的症狀惡化，不得不住院觀察。隔天，主治醫師

來和她說明病狀時的談話內容，就是前面出現的對話。

主治醫師安慰這名患者在這十年間的辛勞，並傾聽她對「停止化療」所產生的不安。之後醫師還找了一個機會，在患者的兩個兒子和他們全家面前解釋目前的病情，然後對他們具體說明：不論是選擇繼續接受化療或停止化療，今後的生活型態該如何建立。

這名患者之所以不想停止化療的理由為，在這十年裡她既然都已經熬過了難受的療程，如果現在喊停，先前的努力不就都前功盡棄了嗎？這種情況在行為經濟學中，被視為是「沉沒成本偏誤」（sunk cost fallacy）。沉沒成本指的是一筆「沒有起到作用的錢」，代表過去所支付的費用和努力，並沒有產生回報。例如我們若買了一張不能退款也無法轉賣的演唱會門票，這筆費用就是沉沒成本。在購票之後才出現更加誘人的選擇，會讓人以「手中有票」為理由，陷入要做出「到底是去演唱會或去旅行」的抉擇。然而，如果認為用了這張票，所花的錢就算「回到自己身上」的認知也是錯誤的。不論用或不用這張票，已經付出去的款項都不會回到自己身上。本來我們該做的選擇，應該是把使用這張門票的滿足度，拿來和做另外一件事情的滿足度做比較，然後選擇去做滿足度較高的事情。

回到這位病患身上，經歷了十年化療的事實，和讓她選擇今後的治療方式，這兩件事在醫學上其實沒有任何關聯性。然而她卻覺得，既然都已經做了這麼久的化療，現在喊停的話不是很可惜嗎。真希望她能理解，過去的化療已經是沉沒成本，當下要做的，只有考慮接下來的事情而已。

在這位醫師發現患者陷入沉沒成本偏誤後，終於理解了她的不安。接下來，醫師對能夠冷靜做判斷的病患家屬，說明關於治療上的重要事項，還有治療中會出現的好、壞狀況；最後強調，若要繼續接受化療的話，可能產生的成本。醫師希望自己能讓患者認識到，與其在意過去的付出，將來會產生的費用和帶來的好處，才是她需要考慮的地方。

2 「我目前還不要緊啊」——現狀偏差

有位六十多歲的女性病患在半年前的診斷結果中，發現肺癌發生了骨轉移的現象，於是開始進行化療。但她最近因為被發現有新的癌細胞轉移，因此開始展開第二種化療。一般情況下，如果某種治療方式讓體內出現新的癌細胞轉移，療程可能會因此改

變，或使用不同類型的藥物。現在，這名患者出現大範圍的骨轉移並開始感到疼痛。主治醫師認為，今後症狀如果惡化的話，可能會導致生活品質低下，因此建議病患盡快同時去找能讓症狀緩和的專科醫師看診，然後預約了下次回診。

主治醫師：「現在骨頭也會痛吧，今後症狀如果惡化的話，妳的日常生活上可能會受到影響，因此我建議盡快去找能緩和症狀的醫師看診比較好。」

患者：「醫師，雖然我的骨頭的確會痛，但還不到要請其他醫師協助的地步。」

主治醫師：「但今後骨頭的疼痛會增強喔！」

患者：「現在我才剛開始使用新的抗癌藥，目前應該是沒問題的。」

主治醫師：「……」

主治醫師心裡認為，「這名患者已經出現骨頭疼痛的現象，我想她應該逐漸發現自己的病情在惡化，但卻似乎不想去面對」。於是對這病患說：「對開始使用第二種抗癌藥物的病患，醫師原則上都會告訴他們這樣的訊息。」然後他對患者提出「只要主治醫師開出止痛藥的處方無法緩和疼痛的話，就必須去找專科醫師看診」的建議。

患者想維持現在的治療方式，這種想法在行為經濟學中，稱為「現狀偏差」（status quo bias）。發生現狀偏差的原因在於，「改變現狀」被人們視為蒙受損失。在這種情況下，因為現狀被患者當作是判斷的基準，所以醫師為了讓病患把參照點改為標準的治療，就會以「承諾」的形式，使用「醫師原則上都會告訴他們（病患）這樣的訊息」，以及未來的選項。

3 「我不想現在做決定」——當下偏誤

一名性命垂危的男性在加護病房裡接受治療，院方為了向他六十歲的太太做關於今後狀況的說明，請她到醫院一趟。對丈夫的病情，太太心裡雖然已經有所準備，但還是顯得有些心神不寧地在接待室裡等著。接著主治醫師對她說「這邊請」後，移動到有醫護人員列席的訪談室。

主治醫師：「正如妳所看到的那樣，妳先生的狀況相當危險。從現狀來看，根據我的經驗，如果心臟停止跳動的話，就算是做心肺復甦，恐怕也無濟於事。有些病

患家屬希望『不要做心肺復甦這類延命醫療措施，想要以自然的方式迎來人生的最後一刻』，當然也有些家屬希望『只要心臟停了，就要採取延命醫療措施』。不知道太太的想法如何？如果是先生的話，他會希望怎麼做呢？」

患者的太太：「現在就要做決定嗎？你們突然告訴我這件事，我無法立刻做出決定……」

主治醫師：「原來如此，那麼等明天再做決定好了。如果到明天之前，先生的心跳停止的話，我們會在當下詢問妳的意見。」

〈第二天〉

主治醫師：「請問妳決定要怎麼做呢？」

患者的太太：「我覺得做這個決定的責任太重了，我實在沒有辦法……」

主治醫師：「……」。

一旁的護理人員，看到患者的太太這麼難過，認為做出是否要進行延命醫療的決定，對她來說實在是個很大的心理負擔，於是決定暫時陪在她身旁。然後以站在病患家

屬的同理心，從醫護人員的角度，把「許多家庭都不會去做心肺復甦這類延命醫療，而是選擇較不痛苦的方式來面對這件事」的意見，傳達給這位太太。

「當下偏誤」發生的可能性很高，人們雖然知道自己必須做出一個痛苦的決定，但卻遲遲不肯去面對它。雖然和醫師約定好隔天會給出答案，結果還是繼續拖下去。

藉由「許多人都這麼做」這句話，可以讓從眾心理或這並非是自己真心想要這麼做的心態，得到接近「預設值」的效果，進而減輕患者太太的心理壓力，創造出容易去選擇較佳選項的環境。

4 「我看到宣稱可以讓癌症消失的廣告」——可得性捷思法

某位五十多歲的公司高階主管，透過癌症篩檢的結果得知自己罹患大腸癌，且癌細胞已經轉移到肝臟和腹腔中的其他部位。因為事出突然，讓他的心理受到很大的衝擊。醫師告訴他「使用抗癌藥物來做治療，癌症也不會完全消失」，因此可能會在日後對工作造成影響。剛好這個時候，報紙上出現「只要飲用強力免疫力增強劑〇〇〇，癌症就會消失」的廣告，還附上許多病患實際使用該產品後的心得分享。

主治醫師：「下週起就要住院，開始進行抗癌藥的治療了。」

患者：「前幾天我在報紙上看到『飲用○○○，就能讓癌症消失』的廣告。醫師知道這個東西嗎？上面除了有其他使用者的經驗分享，還說幾乎沒有副作用喔。所以如果抗癌藥沒效的話，我想要來試試看。」

主治醫師：「我雖然沒看過那則廣告，但和這種來歷不明的藥相比，我會比較推薦有醫學根據，且已經被證明有效的抗癌藥物。」

患者：「可是報紙上都登了那麼大的篇幅耶，說是靠免疫力就可以戰勝癌症。」

主治醫師：「……」

同時也在現場的外來護士[1]認為，患者的這番言論，和他突然被宣告罹癌所受到的心理衝擊有關。因此在其他室內空間，當護理人員傾聽完這位患者不安的情緒後，告訴患者，「通常這類廣告的內容都會比較誇張，而且也無法證明其效果。廣告雖然大多會

1 日文漢字為「外來看護師」，這類型護理人員在日本的醫院中，主要的工作內容為協助醫師的診療，提供病患相關的生活建議、掛號櫃台的業以及接聽電話等。

放上特定患者的經驗分享，然而殊不知，有很多人的癌症最後還是復發了。」事後，在確認了報紙上刊登的產品對身體無害後，護理人員才向患者和醫師提議，是否要在使用抗癌藥時，也同步嘗試這種產品。

像這種會優先採用身邊易於取得的醒目資訊，而非經過醫學認證療法的行為，在行為經濟學上，稱為「可得性捷思法」（availability heuristic）。就算護理人員要尊重患者的決策，還是得在考慮到患者所得到的資訊並不正確，並在表現出護理人員確實具體了解患者的狀況後，才能妥善的運用可得性捷思法(1)。

（大竹文雄、大谷弘行）

第2章

行為經濟學的架構

【本章重點】

- 要在不確定性中做決策，需以「確定性效應」和「損失規避」為基礎，使用「展望理論」來做說明。
- 要做關於現在和未來的抉擇時，須留意當下偏誤。
- 人們並非只關心自己的事情，還具有去思考他人事情的社會偏好。
- 對人們來說，所謂合理的推論，其實是系統性地去做「和推論相異」的決定。
- 運用行為經濟學的特性，可以在我們的行動中使用更合適的助推。

1 人們在做決策時的習慣

「只要提供正確的醫學資訊，病患就會做出合理的決定」，若以這句話為前提，想必很多醫師都會願意這麼做吧。然而，正如我們在上一章所看到的案例，許多病人可不會按照醫學上所期望的方式去做決定。因此醫護人員需要去理解患者們做決策的特性，然後思考要用怎麼樣的方式來提供訊息才行。接著，為了讓患者能以醫師提供的資訊來做合適的抉擇，還必須去認識病患在做決定時，容易陷入的偏誤類型。

究竟人們在做決策時，存在哪些特徵呢？行為經濟學把人類做決定時的習慣整理成四種觀點，包括：從確定性效應和損失規避而來的「展望理論」、具有時間貼現率的「當下偏誤」、會受到他人的作用和行動影響的「社會偏好」，以及顯示出所謂的合理推論，其實是系統性地去做和推論相異決定的「有限理性」（bounded rationality）等。在這一章中，筆者會用易於理解的方式來為讀者說明這幾種觀點，並介紹利用到行為經濟學的助推手法。

2 展望理論（確定性效應和損失規避）

展望理論是由丹尼爾・康納曼（Daniel Kahneman）和阿摩司・特沃斯基（Amos Tversky）所提出，該理論展示了人們面對風險的態度，以及做決策時的特徵[1]。而這個理論是由確定性效應和損失規避構成。

確定性效應

當人們在做醫療方面的決定時，通常都是處於「不確定」的情況下。醫師和患者都在知道某種治療方式的治癒率有X％、發生副作用的機率為Y％之後，再來決定要採取哪一種治療方式。當要以機率來做決定時，我們對機率的認識，其實會和客觀數字所呈現的情形略有差異。

如果要從以下兩支籤中選一支的話，讀者們會想選哪一支呢？

【問題1】

A 有80%的機率可以得到四萬日圓。

B 有100%的機率可以獲得三萬日圓。

從多次實驗中得到的結果可以發現，偏好選擇B「有100%的機率可以獲得三萬日圓」的人較多。那麼接下來這兩支籤，讀者會選哪一支呢？

【問題2】

C 有20%的機率可以獲得四萬日圓。

D 有25%的機率可以獲得三萬日圓。

如果是這兩個選項的話，選擇C「有20%的機率可以獲得四萬日圓」的人比較多。然而，問題1選擇B，問題2選擇C的話，就會和傳統經濟學上合理性的假說發生矛盾。中了X萬元的籤所感受到的滿足度，如果寫做「滿足度（X萬元）」，那麼當初選B的人，他的偏好會如下所示。

滿足度（三萬日圓）＞0．8×滿足度（四萬日圓）

就算把兩邊都乘以0．25，可以預期情況也不會有所改變，結果如左所示。

0．25×滿足度（三萬日圓）＞0．2×滿足度（四萬日圓）

這個算式顯示：以25%的機率得到三萬日圓，會比以20%的機率得到四萬日圓還要高興。也就是說，如果問題1選擇B的人，那麼在問題2中應該會選擇D才對，可是實際上，大部分的人卻選擇C，這個結果和傳統經濟學的合理性假設發生矛盾。

從上述的例子中可以知道，行為經濟學認為在客觀的機率和主觀的機率之間，存在著差異。具體來說就是：人們在主觀上，存在著去低估80%或90%這種較高機率的傾向。另一方面，卻有會高估10%或20%這種較低機率的傾向。我們就是在這樣的認知下，伴隨著不確定性來做決策的。人們喜歡「確定」勝過「稍微有點不確定」的事物，這就是「確定性效應」。

康納曼和特沃斯基指出，我們認知的主觀機率和客觀機率，會如接下來要說的方

圖 2-1　機率權重函數

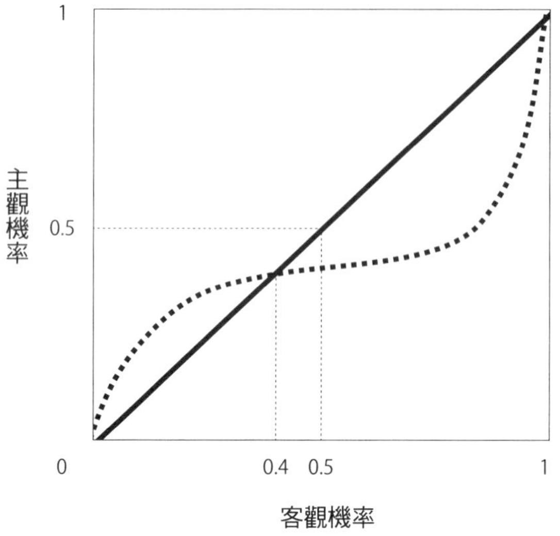

式產生乖離——在30%到40%之間時，客觀機率和主觀機率大約維持一致。然而，從絕對不會發生（亦即0%）的狀態到有極小的發生可能性時，人們卻會覺得事情發生的機率，會比實際上所顯示的機率要高。

反之，從必定會發生（亦即100%）的狀態到會伴隨些微風險時，人們卻會感到確定性在大幅下降[2]。上述內容用圖來表示的話就是圖2-1，也稱做「機率權重函數」（probability weighting function）。

在醫療現場，像這樣主觀機率和客觀機率產生乖離的狀況，經常會在要做決定時發生問題。舉例來說，儘管因疫

苗的預防接種而發生副作用的機率為０．０１%，而會留下後遺症的機率為１%。但我們卻感到會發生副作用和後遺症的機率，高於實際的數字。如果就算是極微小的數字，也會被人們放大檢視的話，就不容易做出合理的判斷。

如此一來，避免使用機率來做呈現也是一種選擇。例如有１%的機率會產生不好的狀態時，使用「在一百人裡面，有九十九位都沒出現副作用」的表現形式，比較不會讓人感到副作用的危險性。

主觀機率和客觀機率的乖離，也被稱做「自信過剩」或「樂觀」，也就是認為自己會成功的機率，會高於客觀的預期。尤其是若高估了自己的能力，認為成功的機率高的情形，就是自信過剩。關於自信過剩，有研究指出男、女之間存在著差異。例如很多國家都曾進行過關於「選擇淘汰制」（tournament）或以「計件」方式計酬的研究。在已開發國家中的研究中經常發現，在能力相同的情況下，相較於女性，男性比較傾向選擇透過「淘汰制」來獲取報酬。若再加上風險迴避度和競爭偏好後，可以從研究結果看出自信過剩存在著男、女之間的差異[3]。同樣的，當要從團隊中選出領導人時，因為男性較女性有自信過剩的傾向，容易去誇大自己的能力，所以比較容易被選為領導者。

損失規避

展望理論的另一個構成要素為「損失規避」。為了要理解損失規避，讓我們用「擲硬幣」的方式，來檢視一下自己的偏好。

【問題3】

A 扔擲硬幣，如果出現正面就可以拿到二萬日圓，如果出現反面則不會得到任何東西。

B 直接獲得一萬日元。

那麼再來看下一個問題。

【問題4】

C 扔擲硬幣，如果出現正面就要付二萬日圓，如果出現反面則不用付錢。

D 直接付一萬日圓。

在上述的擲硬幣問題中，問題3選B，問題4選C的人較多。從平均來看，問題3無論哪一個選項，都有一萬日圓的收益，問題4則是都為一萬日圓的損失。如果平均的利得相同，傾向迴避風險的人會選擇風險較少的那一方，所以不論是問題3或4，都會選擇「比較確定」的選項。然而，在問題3中會去選擇確定選項的人，到了問題4，卻會傾向選擇風險較大的選項，也就是說，在會碰到損失的情況下，人們的喜好就會變為「風險較大」的那一邊。

那麼在接下來的情況裡，讀者們會選哪一個呢？

【問題5】假設你之前的薪水為三十萬日圓

E 扔擲硬幣，如果出現正面的話，這個月的薪水就會變成二十八萬日圓，如果是反面的話，則可以拿到完整的三十萬日圓。

F 保證可以拿到二十九萬日圓的薪水。

問題5沒有使用「要付〇萬日圓」的損失表現，而是改成「可以得到〇萬日圓」的收益表現，雖然在這點上和前面的問題略有不同，但和問題4在本質上其實是相同的。

圖 2-2　展望理論的價值函數

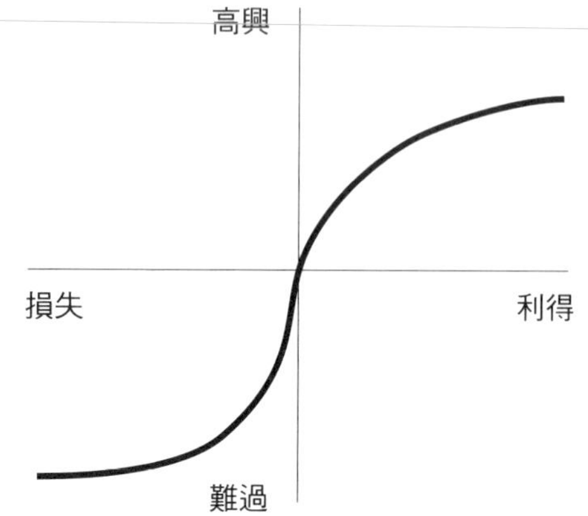

儘管如此，就算問題4會選C（帶有風險選項的人，在回答問題5時，卻有人會選擇確實（迴避風險）的選項。

像上述這樣在我們做決策時會出現的特徵，稱為「損失規避」，圖2-2經常在做此說明時被拿來使用。這張圖裡，橫軸表示利得或損失——原點的地方表示為**特定的參照點**。一般來說，典型的做法是把參照點設為現在的薪資所得。越往右邊，表示較之參照點得到較多收益，相反的，越往左邊則表示和參照點相比，蒙受的損失較大；縱軸表示從不同的利得和損失中得到的價值——收益的話，就會感到高興的正面價值，從原點往上走，表示正向的價值在擴大。相反的從原點往下走，因損失帶來的負面價值就會擴大。

從圖 2-2 來看損失規避，在原點（參照點）左右，顯示價值的曲線，傾斜的方式相當不同。具體來說，比較產生收益時的價值增加和蒙受損失時價值減少的方式，後者會比較顯著。也就是說，表示利得、損失和價值關係的曲線，在原點的左右兩邊，傾斜的程度是不同的——損失時的傾斜較大。這意謂著，當我們蒙受損失時，就算程度很輕微，還是會感到巨大的喪失感。損失規避告訴我們，和利得相比，人們極度厭惡損失。

傳統經濟學認為，從消費和閒暇的水準就能感受到價值。然而「展望理論」告訴我們：人們會從和「參照點」的差分中感受到價值。參照點一般來說，會以人們目前的狀態做為基準，但參照點也可以是自己買東西花掉的錢、過去的收入和消費水準，以及他人的收入和消費水準等。以問題 5 為例，參照點是投擲硬幣前的收入水準，我們會從這個所得水準的增加或減少額度中，感受到價值。

當超過參照點時，人們獲得收益，若低於參照點時，就算是相同金額的變動，人們也會非常厭惡損失。從實驗結果可以知道，以相同額度的收益和損失來說，蒙受損失的厭惡感會是收益的兩、三倍左右。

損失規避的另一個特徵是，不論在收益增加或損失擴大時，我們對增加的幅度比較無感。這種特性稱為：面對風險時態度的非對稱性。相對於人們在會得到收益時，傾向

避開風險做出比較確實的選擇，若是在可能會蒙受損失時，就會變得傾向選擇風險而非確實的選項。這樣一來就可以解釋，為什麼比起確定損失範圍的安全選項，哪怕有可能會蒙受較大的損失風險，人們也希望能夠維持參照點的特性。

舉例來說，在買賣股票這件事上，損失規避可以說明：為什麼人們能夠確保股價漲過了買進價格時的停利，但卻不能處理好股價下跌時的停損？正如本書在第1章提過的，無法從延命治療切換到安寧療護的患者及其家屬所做的決策，也可以拿損失規避來做說明。

此外，如果把參照點設為「同事的行為」，也可以用來解釋希望上班不要遲到的「同儕效應」和「同調效應」。說回病患，若是病患把「罹患相同疾病的患者」做為參照點的話，就比較會去選擇和其他患者相同的治療方式。

框架效應

框架效應（framing effect）指的是：在損失規避和確定性效應的前提之下，就算是相同的內容，只要呈現手法改變的話，人們所做的決定也會不同。

對於是否要接受某一項手術，當提供的訊息如下時，你會做什麼樣的決定呢？

A「手術後一個月的生存機率為90%」

那麼，如果是下面這則訊息的話，你又會如何做決定呢？

B「手術後一個月的死亡率為10%」

有研究顯示，若拿這個問題去問醫師，在A的情況下，約有80%的人願意進行手術；而在B的情況下，就只剩下50%的人願意接受手術了(5)。但不論是A或B，從內容來看其實是相同的。然而，像B這樣強調損失的表現方式，會讓人不想選擇開刀。

原因在於，人們的框架會因為強調「死亡率」這項損失，而啟動損失規避的行為。

如果我們對孩子說，「如果考試成績比上次好，就給你兩千日圓」或是「先給你兩千日圓，但考試成績如果比上次差的話，就要還回來」，兩者在內容上雖然完全一樣，但後者卻會變成強調損失規避的框架。

現狀偏差

就算改變現狀可以達到較為理想的狀態，人們還是會傾向維持現狀。發生現狀偏差的原因在於：我們把當下的狀態做為參照點，覺得只要做出改變就會帶來損失，因而啟動損失規避。

另外，維持現狀還會帶來「稟賦效應」（endowment effect，或稱為厭惡剝奪）。稟賦效應會讓人高估自己已經擁有的事物價值，人們在獲得某個東西之前和之後，會改變對這樣東西的價值判斷(6)。例如，企業會發送免費的試用品給消費者，這就是一種鎖定稟賦效應的行銷策略。患者想要延續同一種治療方式的想法，也可視為是現狀偏差。

3 當下偏誤

「肥胖代謝症候群」是引發諸多文明病的原因。針對四十到七十四歲人群的肥胖代謝症候群特定健康檢查，就是為了預防生活型態疾病所設置的。雖然許多人都清楚，肥胖有很大的機率，會對未來的健康造成不好的影響，但還是有不少人放任自己身材走

樣。

傳統的經濟學觀點認為，「肥胖的人都是在理性的決策下變胖的」。也就是在吃飯時，再吃一口就能滿足口腹之慾的愉悅感，和將來變胖後帶來的損失，把兩者放在天秤上比較的話，要是前者贏過了後者，人們就會繼續吃下去，直到取得一個平衡為止。因此從結果來看，如果自己變胖的話，應該打從一開始就有心理準備，所以不可能會後悔，而且也不會想要瘦下來才是。要是不想變胖的話，應該會早在吃飯時，就要開始注意卡路里的攝取量。

然而，當一旦下定決心要減肥時，依然會有人把「今天的食慾」擺在優先位置，心裡想著：減肥還是從明天再開始吧。這就是雖然會制訂計畫，但當要執行時還是會把眼前的快樂擺在前頭，延遲開始執行計畫的時間——這種人類的特性，在行為經濟學上，會用「當下偏誤」這個概念來理解。

讓我們來看看可以體驗當下偏誤的問題，下面是問題6和7。

【問題6】

A　現在就拿到一萬日圓。

B　一個星期後，拿到一萬一百日圓。

【問題7】

C　一年後，拿到一萬日圓。

D　一年又一個星期後，拿到一萬一百日圓。

許多人會在問題6選A，問題7選D。首先，只須等一星期就可以拿到增額的一百日圓，這相當於一星期成長了1%，以金融商品來看，這是很高的報酬。但就算一星期就有1%的利息可拿，許多人還是寧願不拿這一百日圓，選擇現在就要這一萬日圓。

另一方面，多等一星期就可以拿到相同的1%利息，如果是放在一年之後的話，人們就會感到滿意，而選擇多等一週。由此我們可以知道，若是把時間拉長，人們會選擇忍耐，但如果是面對當前的事情，大家又都會變成急驚風，就算到手的錢比較少，也會選擇立刻就要拿到這筆錢。

上述的情形，其實「和兩棵高度不同的樹，若是從遠處來看和從近處來看時，高度感覺起來也會不同」有相似之處。如圖2-3所示，要是從遠處的甲地來看這兩棵樹，離甲

圖 2-3　從遠處看兩棵樹的高度

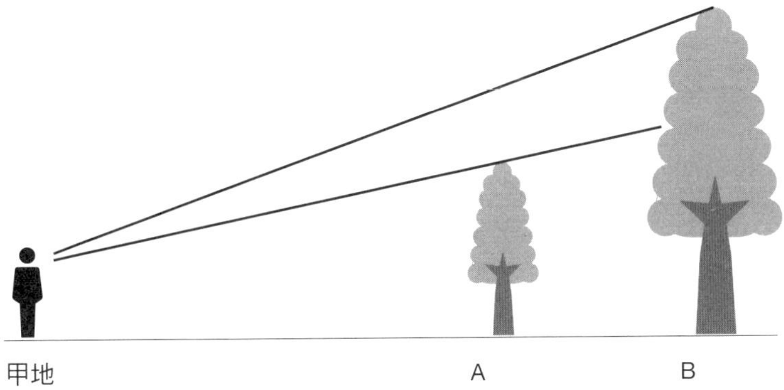

圖 2-4　從近處看兩棵樹的高度

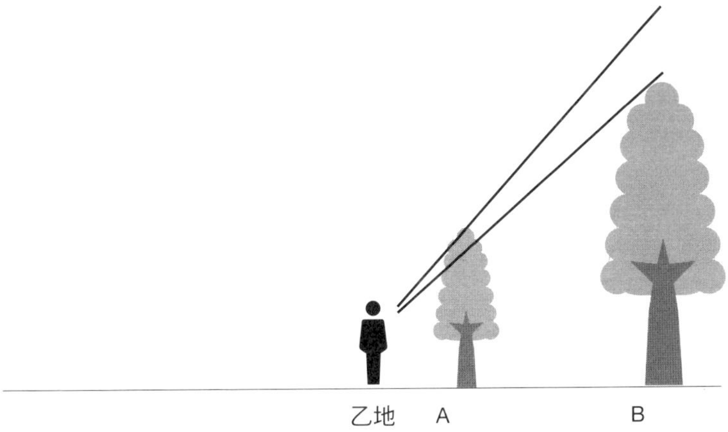

較遠，高度也比較高的B樹，以人的眼睛看來，會覺得比距離我們較近、也較矮的A樹高上許多。但就像圖2-4所示，同樣的兩棵樹，如果我們靠近較矮的A樹，從乙地來看的話，便會覺得眼前的A樹比後頭的B樹還高。

像這樣，如果是很久以後的事情，感覺起來就和較高的樹看起來會更高一樣，人們會去選擇雖然增加的額度不大，但卻比較高的金額；但如果是近期的選擇，哪怕金額少了一些，想要立刻擁有的魅力則占了上風。

如果想在一段時間後開始減肥的話，人們會強烈感受到，將來藉由減肥所帶來健康方面的價值；可是如果現在就要開始執行減肥計畫的話，眼前享受美食的樂趣，又會壓過未來的健康價值。

「當下偏誤」還可能在許多不同的地方觀察到。例如念小學和中學時，在被問到「暑假作業是什麼時候完成」的問題時，很多人的回答都是在暑假結束前。但如果是在放暑假前問學生，暑假作業打算什麼時候做的話，很多人卻會回答要在暑假前半段就做完它。像暑假作業的例子，也能用當下偏誤所造成的延遲行動來解釋。只有時間的經過，沒有周遭環境的改變，卻讓選擇發生變化的結果，也稱為「時間不一致性」的決定(7)。

運用「承諾」的手法

幾乎所有人都避不開當下偏誤，但這並不意味著每個人都會拖延事情。其實有不少人為了自己將來的行動，會採用具有約束力的「承諾」手段，例如為了老後的生活「有計畫的儲蓄」就是一個例子。有些公司會自動從員工每個月的薪水中事先抽出一部分，做為這筆款項之用。有些人則會開立一個在近期內無法提款的戶頭來存錢，這些行為都是「承諾」。此外，向周遭的朋友宣布自己要完成戒菸或減肥的目標，不再購買香菸或零食來囤積，也都是一種承諾的表現。

使用「承諾」這種方法，是了解自己也存在著當下偏誤，將來有可能會發生拖延的情形，所做出的一種有效的對治方式。像這樣，認識到自己也會犯下當下偏誤，所以利用承諾來預防這種事情發生的人，在行為經濟學中稱為「聰明的人」；與之相反，就算知道有當下偏誤這件事，卻認為不會發生在自己身上的人，則被稱為「單純的人」。單純的人容易出現拖延的現象，就算能夠設計出一個嚴密周詳的計畫，也會在執行時出爾反爾、推遲原來的想法，最後採取目光短淺的行動。

4 社會性偏好（利他性、互惠性、不平等規避）

傳統的經濟學大都認為人是利己的，只會偏好自己在物或錢上的利得。與之相較，行為經濟學認為，人除了偏好自己在物或錢上的利得，有些人也會關心其他人在物或錢上的利得——這種偏好稱為「社會性偏好[8]」（social preferences）。

在社會性偏好中，包括：從他人的利得對自己產生作用的「利他性」、對親切的行為也如此回應的「互惠性」、討厭分配不公的「不平等規避」等。這些偏好之所以會納入行為經濟學中，是因為有許多實驗研究的結果，都可以為其做出解釋。

其中，最著名的例子就是「獨裁者賽局」（dictator game）的結果[9]。在獨裁者賽局中，獲得一筆錢（例如一千日圓）的人，要從這筆款項中拿出一部分捐贈給匿名者，而實驗方會去問這個人捐款的額度。如果是利己者，恐怕連一塊錢也不會拿出來，然而，許多實驗的結果皆顯示，有一定比例的人在獨裁者賽局中，都會把一部分的錢捐出去。

為了說明這個實驗結果，行為經濟學認為人們本身即具備了某些社會性偏好。最為人所知的是，只要其他人的滿足度提升，自己的滿足度也會上升的「利他性」。

利他性有兩種類型，第一種稱為「**純粹利他性**」，第二種稱為「**熱光效應**」。純粹利他性就是當其他人的幸福度提高的話，自己的幸福度也會上升；而熱光效應則是指我們能夠從為了他人採取的行動或捐款金額中，接收到幸福感。

互惠性指的是：當別人親切地對待我們時，我們也會用同樣的方式做出回應。對施惠給我們的人直接做出回饋行為，稱為「直接互惠」；而透過對其他人做出回饋的行為，則稱為「間接互惠」。我們在許多人身上，都能看到互惠性的存在。藉由贈與提升人們的幹勁，可視為利用互惠性的一種方式。例如經濟學知道，企業老闆若支付給員工高於市場價格的薪水，員工因感受到上級的關照（贈與），就會認真地工作。同樣的，如果醫護人員能在一般工作之餘，以同理心去和病患相處的話，患者看在眼裡，就有可能會做出積極配合醫護人員期待的健康行動。

進一步觀察還可以發現，人們還有厭惡所得分配不公的「不平等規避」特性——雖然希望自己有高所得，但比其他人來得高或低的情況下，自己的滿足度反而會降低。

5 有限理性

傳統經濟學認為，人們會最大程度地以所獲得的資訊為基礎，做出合理的決定。然而，我們覺得這樣做決定會產生思考成本，因此很多時候都是靠直覺來做判斷。但結果卻顯示，相較於有系統的合理決策，我們做了偏差的決定。

在理論上，相同的內容因傳達時表現手法的不同所產生的差異，讓訊息接收者做出不同決策的狀況稱為「框架效果」。靠直覺來做決策而導致的系統性決定偏差，稱為「捷思法」。而在做決策時，會採用縮小範圍的思考方式，則以「心理帳戶」為代表。

沉沒成本偏誤

在第1章中我們介紹過，某位患者因為已經堅持了好長一陣子難受的治療，所以直到看見成果為止不打算停止，像這樣的現象稱為「沉沒成本偏誤」。已經支付出去、無法回收的費用在經濟學上稱為沉沒成本。因為無法回收，所以用現在的決策也不可能變更金額的多寡。而在合理的決定下，已經是沉沒成本的部分，就沒有列入考量的必要

了。但許多人在做決策時，還是容易陷入想要拿回無法回收的沉沒成本。

意志力

我們都知道，當人們在精神和肉體處於疲憊的狀態，做決策的能力也會隨之減弱。例如有研究指出，開發中國家的農民，在農作物收成之後的智能，會高於收穫前的表現。為什麼會出現這種情形呢？研究指出，可能和家庭的經濟狀況不佳有關——因為每天光是要操持家計，就已經耗掉了很多心力，因此用於做其他決定的心智能力就會降低。由於只有在特定時間內，擁有做決定的能力，所以需要做定期的補給才行。許多患者在肉體和精神方面都很疲憊，因此這是在要做決策時，必須考量進去的要點。

選擇過剩負荷

當醫療機構和治療方式的選擇太多時，「到底要選哪一個」成為令人傷腦筋的事情，有時到最後，甚至變成「乾脆不要接受治療好了」。也就是說，當選項過多時，選擇變成一件困難的事，因此藉由減少選項，才能促成選擇的行動發生。

資訊過剩負荷

「資訊過剩負荷」指的是：當資訊過多時，無法正確評估訊息內容，然後做出好的決策。醫護人員為了把正確的資訊傳遞給患者，往往會提供很多內容，然後要患者做出決定。但訊息量如果超過患者的負荷，反而可能無法令其做出好的決定。這個時候，就要記得把重要的內容用容易理解的方式來做呈現。

回歸平均

因隨機的因素造成數字發生變動時，可能會發生偏離平均數值的極端狀況，而下一個出現的數字之平均值，雖然可能和前一個差異不大，但和極端的數字相比，從統計的性質來看，回歸到接近平均值的機率較高。然而，這也有可能造成人們誤以為，存在著「當出現高於平均值的數字後，接下來的數字就會變小」的因果關係。例如健康狀況如果以機率來變動的話，在極度惡化之後，就有很高的可能性會回到平均的狀態。但若是當情況惡化時，採用民間療法來治療的話，不管這種民間療法有沒有效果，恢復健康狀態的可能性都會提高，如此就會讓人容易相信民間療法是有用的。

心理帳戶

對人們來說，辛勤工作獲得的薪水和買彩券中獎得到的獎金，雖然同樣都是錢，只因為到手的方法不同，也會改變花錢的方式。此外，當人們把伙食和娛樂等費用分開管理，後來若遭遇了預期之外的變故時，雖然變更整體用錢的方式會比較好，但人們還是只願意在一開始建立好的計算範圍內做調整。同樣的，如果有人以一天為單位來建立收支計畫，儘管用較長的時間來做計畫會比較合理，但他還是會僅用一日之內的收支計畫當作目標——上述種種的情形，就稱為「心理帳戶」。

在醫療上，當病患要選擇治療的方法時，如果把關於治療方法的同意書細分化的話，就會造成需要逐一進行確認的狀態，而這種造成要做套裝療程的決策變得困難的原因，也和心理帳戶有關。

捷思法

捷思法的意思是用「較短的路線」來做決策。捷思法和經過正確的計算和收集資訊，然後做出合理決策的方式，剛好形成一個鮮明的對比。捷思法裡面有許多不同的類

型，接下來為讀者介紹其中兩項。

●可得性捷思法

「可得性捷思」指的是：沒有得到或不去使用正確的資訊，而是以身邊的資訊和立刻浮上心頭的知識來做決策。例如患者不採納醫師提供的醫學資訊，而相信友人使用的藥物和治療方式，這就是可得性捷思法。

●代表性捷思法

「代表性捷思」指的是：當人們在做決定時，沒有使用統計上的推論來做合理的決策，而只以相似的屬性來做判斷。例如被問到，「學生時代曾參加學生運動的女性，目前從事的工作比較可能是『銀行員』還是『女性主義的銀行員』？」人們會回答：「女性主義的銀行員。」就是一例。當然，「女性主義銀行員」包含在「銀行員」裡面。很明顯的，「銀行員」的比率一定會高於限定在「女性主義」的數量。然而，因學生運動會讓人聯想到女性主義，所以人們會選擇包含其在內的選項。

醫療研究中，拿被送到急診室的四十歲左右的病患來做比較，年紀稍微超過四十歲的人，和未滿四十歲的人相比，接受冠心病（ischemic heart disease）檢查，並被診斷出來的人較多。雖然兩者在年齡上幾乎沒有差距，但醫護人員較不會懷疑三十幾歲的人會

表 2-1　行為經濟學的重要概念

行為經濟學的特性	損失規避 當下偏誤 社會性偏好（利他性、互惠性、不平等迴避）
有限理性	沉沒成本偏誤 意志力 選擇過剩負荷 資訊過剩負荷 回歸平均 心理帳戶
捷思法	可得性捷思法 代表性捷思法 錨定效應 極端規避 同調效應

有心肌梗塞，這就被解釋為某種代表性捷思[10]。

●錨定效應

就算是沒有意義的數字，人們也會把它拿來做為參照點，然後被這個數字影響自己的決定。像是9×8×7×6×5×4×3×2×1和1×2×3×4×5×6×7×8×9，前者就容易被誤以為數字較大。會發生這個現象是因為我們受到最初的數字的影響，左右了我們的決定。在高級的名牌精品店中，最高級的商品總有一個高不可攀的價格，客人對這個價格產生「錨定效應」，就會因此覺得店裡其他的商品較便宜。

●極端規避

相同的商品，如果區分為上、中、下三種類型的話，很多人都不會選擇上、下兩邊，而傾向選擇中間那個類型。

●同調效應

當看到同事和鄰居在進行某種行動時，自己也容易跟著做出相同的決定，或是傾向和他人做一樣的事情。

總結

表2-1是到目前為止，本書所介紹的行為經濟學重要概念一覽。重要的是，若從行為經濟學的特性來看人們的偏好，在損失規避、當下偏誤和社會性偏好這三點上，和傳統經濟學的思考方式並不相同；讓我們理解到人類的計算能力是有限度的有限理性，也是重要的概念，其中包含了沉沒成本偏誤、意志力、選擇過剩負荷、資訊過剩負荷、回歸平均和心理帳戶。若進一步談到做決策時的捷思法，則以可得性捷思法、代表性捷思法、錨定效應、極端規避和同調效應為代表。

6 助推

何謂助推？

本書在前面的內容介紹過，在醫療過程中，醫師和患者在做決策時存在著許多偏誤。這些在做決策時會產生的誤區，利用行為經濟學的特性，使其往好的方向改變的方法，稱為「助推」。諾貝爾經濟學獎得主理察・塞勒（Richard H. Thaler），把助推定義為：「（助推是）既沒有禁止某種選擇，也無大幅改變經濟上的誘因，卻能夠把人們的行為架構變得可以預測的所有要素。[11]」

一般來說，當要去改變人們的行為時，通常會透過法律設定罰款，或是禁止某些特定的行為，直接剝奪人們選擇上的自由，要不然就是設立稅金或補助款，使用經濟的手段發揮刺激作用。但除了上述這些方法外，還有一種方法是透過教育去根本改變人們的價值觀。可是藉由教育來形成價值觀，卻無法在短期內期待得到巨大的效果。或許教育對還在接受義務教育的孩子們來說，是一種有效的做法，但對不在接受義務教育年紀之

內的人來說則並非如此。

行為經濟學中，在確保選擇自由的情況下，不使用金錢上的刺激去改變人們行為方式的方法稱為「助推」。而在保證了選擇自由後，為了讓人們的行為導向較好的方向，認同採用政策介入的方法則稱為「自由家長主義」。如果砸錢下去，才能讓人無法簡單脫離政策勸誘的話，就不能稱為助推了——助推並不是命令。餐廳把水果放在客人眼睛高度的位置，用來促進人們多攝取水果的方法，就是一種助推。但如果為了增進客人的健康，因而禁止在餐廳裡擺放垃圾食物的做法，則不是助推。

設計助推：思考改變行為的特性

若能夠設計出一個有效的助推，在面對醫療中需要做決策時，醫師和患者就能做出較為理想的決定。那麼該怎麼做才能設計出一個好的助推呢？在設計助推時最重要的，是當事人有想要改變的強烈意願嗎？還是讓當事人注意到自己過去沒有留意到的事情，然後引發他在行為上的改變呢？不論是哪一方，都需要經過仔細的觀察（表2-2）。

如果是前者的話，原因大多是當下偏誤或自制心不足造成的。也就是說，在理想的行動和現實的行動之間，原本就存在著差距。這時對患者來說，提供承諾的手法或執行

表 2-2　針對不同目的助推類型

		有意識的	無意識的
活化期待的行為	外部活化	簡化稅制來促進納稅；設置標語來呼籲大家不要亂丟垃圾。	由政府來宣傳，「許多人都在從事環保回收活動」；為了讓大家放慢步行速度，使用具有落差錯覺的階梯標示。
活化人們的自制心	外部活化	為了讓駕駛採用節省能源的行車方式，把燃料費用設在儀表板上。	將不健康的食物放在不易拿到的地方。
	內部活化	為了避免酒駕，事前就先預約好接送服務。	把錢做好分門別類，預防使用上的浪費。

提高他們自制心的助推，都是有效的。

只需提供「承諾」，人們應該就會選擇這種方式。若想增加自己的儲蓄的話，事先就從薪水中扣除部分金額的做法或設定信用卡的刷卡額度上限，都可視為是某種類型的助推。為了減肥，承諾要每天運動，只要一天沒有執行就要罰多少錢的承諾，對想藉由運動瘦下來的人是相當有效的助推。然而這種承諾的手法，無法用於促使當事人為了健康，去從事自己尤為不願意做的事情。

另外，改變行動是有意識或無意識地進行，也會改變助推的設計方針。就算當事人有心改變自己的行為，但採取承諾的方式卻因現狀偏差而難以進行時，**變更預設值的設定**，就是一個有效的方式。如果當事人並未清楚

表明自己的想法，使用承諾時就先將其視作同意，如果他不願意的話，也可以輕易地中止。我們可以拿「是否同意器官捐贈」，做為一個具有代表性的例子來看。許多人都認為「如果自己被判定為腦死的話，（應該是會）同意器官捐贈」。雖然如此，但實際上顯示自己願意這麼做的人數比例，卻因預設值設定為「不願意」，造成像日本這樣需要表示自己同意的國家，只佔了10%左右的低水準。反之，像法國這樣把預設值設定為「同意」的國家中，願意的比率就接近100%了。

另一方面，為了要活化理想的或有規範的行為，需要讓人們對本來不曾留意的行為進行改變。因為人們本來就沒意識到要採取這樣的行為，所以不會自己主動去設定改變行為的助推。這時需要借助政府等外部團體出手會比較有效。此外，除了有喚起人們注意的方法，也有在無意識中改變人們行為的方法。例如當我們希望減少亂丟垃圾的現象時，設置「不要亂丟垃圾」的標語，就是使用外在強制力的意識形成助推。而在道路上畫出腳印、引導人們走到垃圾筒的位置，或在經常被扔垃圾的地方設置地藏菩薩像和鳥居的做法，則屬於無意識的助推。

表 2-3　決策時的瓶頸

1.	本人是否知道自己必須採取行動，但卻無法達成？或者我們是否應該去活化期望的行為？
2.	自己是否有足夠的動機要採用助推？
3.	在能夠正確理解資訊的情形下，能夠引起行為發生嗎？資訊量是否負擔太大？
4.	我們所期望出現的行為，是因為存在著相互競爭的行為而導致無法實現，還是單純因為人的惰性而沒有實現呢？應該去抑制競爭的行為，還是促進目標行為呢？

選擇助推的方法

選擇助推時，需要像前文那樣分析做決策時的狀態，看看存在著哪些行為經濟學上的瓶頸（表2-3）。具體來說，應該採用以下的觀點來做檢視。第一，本人是否知道自己必須採取行動，但卻無法達成？或者我們是否應該去活化期望的行為？第二，自己是否有足夠的動機要採用助推？第三，在能夠正確理解資訊的情形下，能夠引起行為發生嗎？資訊量是否負擔太大？第四，我們所期望出現的行為，是因為存在著相互競爭的行為而導致無法實現，還是單純因為人的惰性而沒有實現呢？應該去抑制競爭的行為，還是促進目標行為呢？

如果我們能弄清楚決策瓶頸的特性，就能針對它所引出的行為經濟學上的特徵，選擇合適的助推。然而，因問題的狀況不同，很多時候能夠使用的助推會受到限制。而就算導入預設值或變更預設值被認為是有效的做法，但這是否為可行的選項，也會是個問題。

此外，因原本需要做出複雜的決策，卻沒有採取相對應的行為時，是否能簡化做決策時的相關路徑，也應該列入討論。進一步來說，若利用ＩＴ技術，能夠減少個人在做決策時的各種不便，那麼也要討論運用ＩＴ技術的可能性才行。

針對該優先採用哪一種助推這個問題，筆者認為選擇能夠解決在做決策時，首先會遭遇到的瓶頸的助推最為重要。因為用來提高自制心的助推，只對那些原本就想改變行為的人有效，所以和設定預設值類型的助推比起來，效果有其侷限性。相反的，使用了預設值的助推，雖然對大部分的人會起到作用，但並非對每個人都有同等的效力。最後，從一個助推是否能長期有效，以及它能否形成一個較佳習慣的觀點來看，也是當我們在思考優先順位時必須要重視的。

（大竹文雄、佐佐木周作）

第3章

醫療行為經濟學的現況

【本章重點】

● 雖然討厭風險的人，通常都會主動去做促進健康的行動，但事實上他們卻少有人會去做癌症篩檢。或許這和就算接受篩檢也還是存在著風險有關。

● 越是性子急或越有拖延習慣的人，越不會去採取對健康有益的行為。

● 運用具有行為經濟學特性的助推，能夠促使病患改變行為。

● 為了讓助推更能對患者發揮作用，同時對醫護人員也進行助推，被認為是有效的。

1 行為經濟學的特性和健康行動之間的關係

越是討厭風險的人，越不會去做對健康有益的事情

有關醫療健康行動的行為經濟學研究，近年來正如火如荼地展開。許多問題意識和醫療現場緊密連結，研究成果也直接在診療時使用，或成為設計助推時的參考。

醫療行為經濟學大致上可以區分為兩種類型。其一是透過研究來弄清楚，在做決策時，如何把行為經濟學式的特性簡單地納入積極的醫療健康行動中，或相反的成為其阻礙。其二是反向利用人類在行為經濟學中的特性，藉以推動積極的醫療行動，亦即針對助推的研究。

關於前者，下文將會介紹行為經濟學上的特性和醫療健康行動之間的關係。因為醫療健康行動基本上是在不確定的情況下所做出的決策，因此對於風險的態度就和醫療健康行動之間存在著密切的關係。我們已經知道，實際上在「展望理論」裡能見到關於風險的態度中，特別是想要迴避風險的傾向和不同醫療健康行動之間，存在著具有其特色

的關係。

具體來說，越是會去做風險規避的人，有著不抽菸、適度飲酒[1]、身材不胖，以及會繫上安全帶[2]等特徵。此外，這些人不容易罹患慢性疾病[3]，血壓管理也做得很好，刷牙時也比較會去使用牙線[4]。從上述內容可以知道，越是討厭風險的人，會去避開不健康的選項，採取積極的醫療健康行動。從某人厭惡金錢風險的傾向，也可以預測出他厭惡健康風險的傾向。

所謂「風險規避傾向」指的是：人們喜好平均利益較低但安全受到保障，而非雖然平均利益較高，但也伴隨著風險是利益可能會歸零的選項。如果套用到醫療健康行動上來看的話，去做抽菸、過量飲酒、吃太多等行為，就等於選擇「從這些行為中雖然可以得到很高的滿足度，但卻極有可能危害自己的健康」。因此有風險規避傾向的人不會去做這些事，他們比較容易選擇「雖然平均滿足度較低，但危害健康的可能性也較低」的選項。

然而，並非所有的醫療健康行動，都可以觀察到相同的傾向。南佛羅里達大學加百列．皮考尼（Gabriel Picone）教授的團隊提出了一個驚人的研究成果：有風險規避傾向的人較不容易去接受乳癌篩檢[5]。

一般我們都認為，具風險規避意識的人，應該會為了避險，安排好自己接受篩檢，但結果卻出人意料。他們如此回應——雖然接受乳癌篩檢可以降低「因太晚發現罹患乳癌而產生的健康風險」，但「發現罹患乳癌並接受治療，還是存在著無法治癒的可能性」，也就是存在著必須讓自己直接面對另一種風險的可能。

如此一來，接受篩檢就不是單純降低醫療健康風險的行為了。因此如果接受篩檢成為同時具有降低和提高風險效果的存在，對要風險規避的人來說，比起接受乳癌篩檢，「不去做篩檢」反而出現了比較高的滿足度。皮考尼的研究團隊還在法國(6)和日本(7)的資料中，發現了相同的結果。

如果不是安全或有風險這樣非黑即白的選項，而是像「要不要接受篩檢」這種兩邊都存在風險的狀況下，越是想要做風險規避的人，也就未必會採取積極的醫療健康行為。

急性子或有拖延習慣的人，越不會採取對健康有益的行為

接著我們來看，會把將來的利益貼現，也就是「時間貼現率」較大的急性子，和受到當下偏誤影響，經常會拖延的人，兩者在醫療健康行動上的特徵。截至目前為止，從

許多研究中都可以發現，急性子和有拖延症的人，都不會採取積極的醫療健康行動。

例如越是急性子的人，吸菸的可能性較高，身材也偏肥胖[8]。研究報告的結果指出：這類型的人通常不太願意接受篩檢和預防接種（看牙醫、乳癌篩檢、子宮頸檢查、接種流感疫苗等）[9]。近年來的研究還認為，無法遵守限制飲食和運動療法等醫師建議的人，可能也是受到性子急的個性影響[10]。

同樣的，我們現在也知道，越是容易拖延的人也和前者一樣，有吸菸[11]、ＢＭＩ值（身高體重指數）偏高的肥胖傾向[12]。此外，這些人牙齒的數量較少[13]、也不太會去接受乳癌篩檢[14]。像上述這些情形，都很容易在「單純」、不清楚自己有拖延問題的群體中發現。

為什麼急性子和有拖延症的人，不會採取積極的醫療健康行為呢？只要戒菸和接受檢查，健康狀態就能獲得改善，還有不讓病情繼續惡化的好處。然而，這些優點都不能在採取行動的當下被看到，大多數都會在未來的某個時間點發生。反之，戒菸所伴隨精神上的痛苦，以及去醫院做檢查時所要付出的金錢和時間等費用，卻會和採取行動時一起出現。因為性子急的人並不重視未來健康狀態的價值，所以會覺得當下需要支出的費用很高。從結果來看，就是不會採取積極的醫療健康行動。

而對有嚴重拖延傾向的人而言，就像決定明年要來戒菸或減肥一樣，他們選擇重視的是遙遠未來某個時間點的健康狀態。如此一來，因採取健康行動所需要的支出也會是在未來，健康狀態的改善當然也在未來，不論是費用或利益都發生在將來。有嚴重拖延症的人能夠做出面對未來「看起來」很有毅力的選擇，可是一旦到了要兌現時就會和孩子面對暑假作業時的情形一樣，還是無法實踐事前決定好的健康行動而繼續拖延下去。

然而，和上述呈現出不同的研究結果也是有的。例如針對男性前列腺癌的檢查，性子急的人反而比較容易接受[15]。另外，當我們整理不同的研究做出綜合分析時，雖然可以看出急性子和拖延症這類行為經濟學的特性，確實會對帶來吸菸和肥胖等習慣性行為產生很大的影響，但研究也指出，這些特性和接受健康檢查這類健康預防行動的關係可能較為薄弱[16]。

綜合來說，越是會去迴避風險的人，比較容易採取積極的醫療健康行動，而急性子和容易拖延的人，則比較不會去做這些事，以上都是可以從不同醫療健康領域中觀察到的現象。但在一部分醫療健康行動中，還是有可能會發現和一般傾向完全相反的結果，行為經濟學的特色會如何對行動產生影響的可能性也不相同。

當我們運用行為經濟學的知識，來整理醫療現場中患者和醫護人員的決策時，最重

要的是，要先回顧到目前為止所累積的研究內容，然後在比較過每個不同現場的特徵後，細心地選出最符合的說明。

2 助推研究

接下來的內容將要介紹，有關運用人們在行為經濟學上的特性，來促進積極醫療健康行動的「助推」研究。

因本節內容中大部分所選擇的助推研究，多為急性子和有拖延症的人，因此是以戒不了菸、減不了肥，又不去接受健康檢查之人為主要對象。為了讓這類型的人能夠選擇積極的醫療健康行動，該怎麼做才能達到效果呢？

在回答這個問題之前，讓我們先來討論一下，對於醫護人員和政府以「改變患者的行為」作為目的的介入，持否定觀點的看法。傳統經濟學基本上認為，如果因為自己的急性子而導致不健康的結果，對當事人來說這依然是因自發而合理的選擇所造成的，因此沒有必要介入並改變這些人的行動。然而，就算是傳統經濟學也認同，若當事者的行為已經產生出會造成其他人經濟上損失的「負外部性」（negative externality）的話，那麼

就能正當地介入了。事實上，醫療費用不只是當事人在支付而已，公共的醫療保險制度也承擔了一部分。如果某人因不健康的生活方式導致醫療費用增加的話，這筆錢除了他之外，還得由全體社會來負擔。因此藉由政府的介入來改變他的行為，具有政策上的意義。

另外，因受到行為經濟學中「當下偏誤」的影響，而傾向不去採取積極的醫療健康行動時，透過介入改變當事人的行為，反而能達成原本所預期的結果，因此「介入」對他們來說，被認為是有利的行為。

接著再來討論，有關為了影響人們的行為所採取的「政策介入」，所引發的倫理問題。「變更預設值」是助推之中最為人所知的一種方式，它被認為具有大幅度改變人們選擇行為的可能性。如果受到預設值設定影響的選擇，和人們經過深思熟慮後所做出的決定之間「沒有」產生很大的差異，那麼在倫理面上就沒有什麼問題。但如果經過深思熟慮後的結果受到預設值設定的影響，那麼情況就完全不同了，當然這就會產生倫理上的問題。例如，當患者知悉自己的疾病和治療方法，並於接受詳細的說明後，在明確掌握自己的狀況之下所選擇的治療方式，和醫護人員以預設值來推薦治療的方式相異時，在倫理上就會產生很大的爭議。其中相當重要的是，需要有人提出，讓不論是否處於沒

有充裕的時間並深感不安，而且還要在尚未弄清楚狀況時，就必須做出決定的患者，只要經過合理判斷，就能夠以最接近其所需的治療方式為預設值的建議。

藉由增加當下的利益來改變行為

急性子的人之所以無法選擇積極的健康行動，原因是他會對「將來才會發生在健康上的好處」打折扣，因而擴大當下所產生費用的感受。那麼該如何改變他們的行為，要怎麼做才能讓他們覺得現在和將來的利益都是大的，進而感到當下要支出的費用變小了呢？其中有一個做法是去增加他們當下的利益。就算因為其個性會對未來的利益打折扣，但只要增加當前的利益，那麼利益的總和就相當有可能超過需要支出的費用。

為了驗證這種做法的效果，賓夕法尼亞大學醫學院凱文・沃爾普（Kevin G. Volpp）教授的團隊，做了以下實驗[17]。首先，他們為了促進身體健康，實施了一個減重計畫，找來BMI值在三〇至四〇之間的數十人，告訴他們在計畫開始的四個月後，要以低於目標體重為目標，為此每人每天都需要測量體重並做回報。

實驗過程中，沃爾普提供參加者們能夠對獎的彩券當作獎金，並確認了這些人有較高的比率能達成減重目標。能夠換得獎金的彩券，等於增加了當下的利益。為了讓實驗

表 3-1　彩券對減重帶來的效果

	沒有彩券的群體	有彩券的群體
體重減少的程度	-1.8公斤	-5.9公斤
達成目標體重的比例	10.5%	53.6%

資料來源：以Volpp et al.（2008）的內容為基礎，由筆者製表

結果更加的準確，他們採用經推薦的「隨機對照試驗」（RCT）方式進行[18]。具體作法是，先把參加者任意分為兩個群體，然後只對其中一個群體的參加者提供一組兩位數的數字——在減重計畫執行的過程中，每天主辦方都會任意選出一組數字，只要參加者手中的數字和這組數字一樣，而且有確實報告當天體重的話，就可以獲得十至一百美元的獎金。沃爾普指出，這組實驗參與者在測量體重然後報告時，平均每一天都能增加三美元的利益。

從結果來看，正如沃爾普所預測的——提供彩券的那一組和沒有提供彩券的那一組相比之下，體重減輕的程度和達成減重目標的比率都比較高（表3-1）；減輕的程度前者為負五．九公斤，約是後者（負一．八公斤）的三倍。

「提供彩券」這類金錢上的刺激、增加當下利益的策略，不僅適用於體重管理的減重計畫，針對希望病患遵守用藥規定[19]或接種流感疫苗上[20]，也能起到效果。

然而，像這樣提供金錢刺激的做法能稱為助推嗎？目前仍引起許多議論。芝加哥大學教授——理察．塞勒的團隊認為，助推的定義中應該包含「沒有大幅改變經濟上的刺激」這項條件。但塞勒還是把上述實驗當作助推的案例，介紹了每日提供數美元程度的做法。看來每天平均三美元的中獎彩券，還在塞勒口中「助推」的範圍之內。

但在追加的當下利益中，就算不是和金錢有關的事物，或許也能起到作用。其中一個候補對象，就是提供「其他人怎麼做」這類資訊。大部分的人都有遵照規定吃藥並接受疫苗接種的消息，這會形成「每個人都應該去選擇」的社會規範效果。

行為經濟學認為，若是把其他人的行動當作參照點，但卻沒有去遵守的話，人們就會感到損失。正因如此，大部分的人都會去遵守社會規範。如果某人接收到「除了你之外幾乎所有的人，都在積極採取醫療健康行動喔」的訊息，那麼當他也去做相同的行為時，應該就會即時感受到「我和大家在做相同事情」的滿足感。實際上有報告指出，[21]如果我們是從朋友那邊收到一封標題為「應該去接種流感疫苗」的電子郵件，而非從其他陌生人那邊收到的話，打開信件的比率確實會比較高。

利用損失框架來強調失去的利益有多大

除了增加當前的利益之外，去強調「未來的利益」使其看起來更龐大，則為另一種方法。這時要使用的是人們在行為經濟學中，稱為「損失框架」的特性。一般的看法是，我們對損失的感覺和利益相比，存在二．五倍的差距。就算只是一百日圓的差異，和「得到一百日圓」的滿足感相比，「失去一百日圓」的喪失感更為強烈。在認識了損失規避後我們了解到，與其使用「只要做到〇〇〇的話，將來你就會這麼健康」這種「利得框架」型的勸誘宣傳，還不如使用「要是做了〇〇〇的話，將來你的健康狀態會變得這麼差」這種損失框架型的宣傳來得有效。

在德國，還有關於當牙醫要寄送「牙齒健檢日期通知」的電子郵件時，該附上什麼樣的訊息，才能提高受診率的研究[22]——損失框架的效果最佳已經得到了確認。該實驗具體來說，是把一千名患者任意分成四個組別，然後將郵件的內容做了以下變更後寄出去：某一組收到的是內容中附上了美麗牙齒的照片，和「利得框架」的文字內容；另一組人則收到被蛀牙所苦者的照片，以及「損失框架」的文字內容。此外，作為實驗的對照組，有一組人的郵件內容只有檢查日期的通知，最後一組人則什麼都沒有收到。

然而遺憾的是，該實驗的結果並沒有如研究人員所預期的那樣。損失框架的郵件效果，只贏過沒有寄送任何通知信件的那組；而單純只是通知檢查日期和附上女性美麗牙齒照片及利得框架內容的郵件，所起到的功效則大得多。

事實上，在整理了過去的相關研究，並做出綜合分析後可以得知，損失框架的文字內容並不一定能發揮出最大的效果[23]。也許為了發揮功效需要限制在特定的情境之下，或者需要和不同的方式相互配合後加以活用更為重要。

在和不同的方式相互配合後加以活用，指的是增加當下的利益，運用損失規避，強調現在的利益而非未來的。我們可以來看英國行為洞察小組（BIT）的邁克爾・哈爾斯沃斯（Michael Hallsworth）等人，為了解決就診病患容易「無故取消預約」這件事，他們在傳給患者的SMS訊息中，以接下來會提到的隨機方式，來做比較實驗[24]。

具體的內容是：把約一萬名患者以隨機的方式分組，某一組會收到預約日期的通知，以及若要取消，希望能事前和院方聯繫的內容。而另一個組在基本的文字內容外，還會收到「無故不來看診，將會浪費掉約160個點數」的訊息。雖然後者也可以使用「若如期赴診，就能得到可以自由運用的160個點數」這種利得框架的表現方式，但最後所使用的文字內容還是運用損失規避的損失框架。

圖 3-1　損失規避訊息對無故取消就診行為者所產生的效果

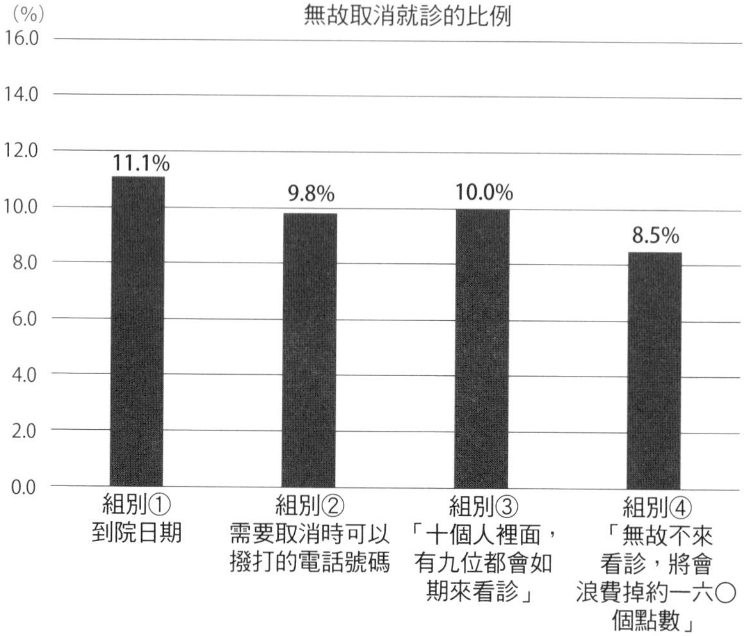

資料來源：以Hallsworth et al.（2015）的內容為基礎，由筆者製圖

讓我們來看看結果，無故沒來看診發生的比例，收到透過規避損失、強調當下損失訊息的組別為8．5%，這個數值是所有組別中最低的（圖3-1）。如果拿收到基本訊息的組別（11．1%）當作比較對象來看兩者的差距，也能知道這是在統計意義上的低水準。

規避損失的其他應用案例，是我們在前文中已經介紹過由沃爾

普所執行的研究。沃爾普的團隊在減重計畫研究中除了提供彩券給參加者，同時還檢證了導入「預入契約」的效果。具體的執行方法為：要求某個以隨機分配組別中的每位成員，要義務性地每天存下三美元。如果四個月後達成減重目標的話，這筆累積起來的金額就會加倍奉還。然而，如果沒有達成減重目標的話，他們則會完全喪失這筆錢。從結果來看，被要求執行「預入契約」的組別，不論在達成減重程度和減去目標體重的比例都比較高，減輕的程度高達負六・三公斤，和提供彩券的組別（負五・九公斤）沒有差別。

提供承諾的方式

行文至此，筆者已經介紹了使用追加或強調當下利益，來促成患者自己去積極選擇醫療健康行動的做法。除此之外，還有一種稱為「承諾」的方式，可以讓患者事前就做出選擇，而且在日後仍不改其志。尤其我們已經知道，那些受到當下偏誤影響、容易拖延的人，會去選擇那些需要有堅強意志力才能完成的選項，那麼能讓這些人在事前就固定住選項的承諾，其內容究竟是什麼呢？

以提高人們接種流感疫苗為目的，賓夕法尼亞大學的凱薩琳・米爾科曼（Katherine

圖 3-2　承諾對疫苗接種帶來的效果

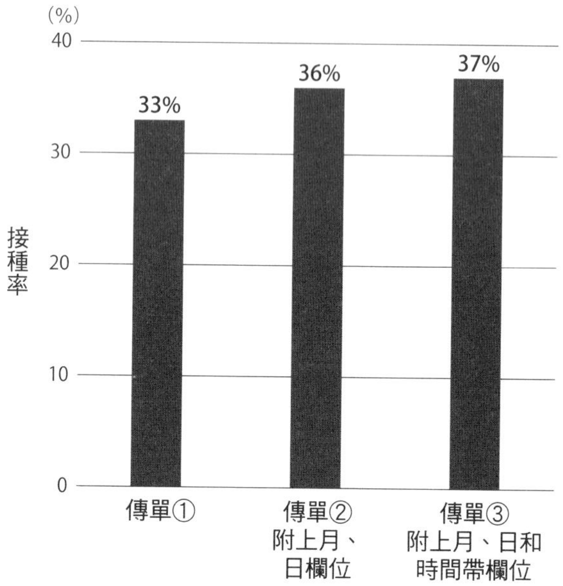

資料來源：以Milkman et al.（2011）的內容為基礎，由筆者製圖

L. Milkman）的團隊，在某間公司的協助下，執行了以下這項隨機化比較實驗[25]。該實驗把約三千名公司員工隨機分為三個群組，然後對不同群組發送設計稍有不同的接種疫苗通知——第一組人收到的傳單內容只有告知疫苗提供的日期而已。第二組人收到的傳單內容除了有接種日期外，還設有方便他們做時間安排的月／日登記欄位。而第三組人收到的傳單除了月／日之外，甚至還設計了填寫時間帶的欄位。

有意思的是，連時間帶欄位都附上的第三組，接種率是最高的，和第一組相比，超過4個百分點（圖3-2）。然而，第二和第三組的成員其實並沒有被要求一定要填寫這些欄位，也沒有人去確認他們實際上是否有填寫。但詳細的排程都在這兩組人的心中產生強制力，因此會去遵守事前就做出的選擇。

像這種提供承諾的手法，對預防患者「無故取消預約」發揮了作用。另外有研究指出，讓到院看診的患者自行填入下次回診的時間，約可降低18．0％無故不來和遲到的比例[26]。此外，如果把無故不來看診的人數標示，換成依照約定時間準時來看診的人數，而且還讓患者自行填入下次回診的時間，那麼無故不來和遲到的比例，就會降低31．7％。也就是說，提供具主動性的承諾手法，以及強調社會規範，若能如此雙管齊下的話，就可以讓助推起到相當顯著的效果。

變更預設值的設定

就算是在事前，有時仍會出現不去選擇期待的選項，或難以決定該選什麼的情形。例如能夠靈活運用承諾方法的，只限於認知到自己有當下偏誤的「聰明者」。而要去改變不承認自己有當下偏誤的「單純者」之行為，就比較困難了。但就算是聰明的人，

在遭遇到困難的問題／沒有經歷過的事／不清楚自己的喜好為何時，就算是在一件事情發生之前，還是有可能無法做出決定。像這種情況，拿我們前面介紹過的「誘導型承諾」，也不見得能產生效果。

想要對不管任何人都能產生某種程度的效果，就得採行「把大多數人都認為是較佳的選項」設定為預設值才行。其中最有名的例子，莫過於「是否同意器官捐贈」了。[27]像日本這樣，把「不願意」設為預設值，若「願意」的話則需要去做變更的國家，有意願的人就只佔了全體的10％左右。相反的，像法國那樣把「願意」設定為預設值的國家，則有將近100％的比例同意器官捐贈。

針對「變更預設值」是否會對選擇安寧療護或延命治療的決定產生影響這個問題，英國行為洞察小組的史考特．哈爾伯恩（Scott Halpern）團隊為此進行檢證[28]——該實驗設定的情境為：當醫師對病患及其家屬建議，將來是否要轉換為安寧療護時，希望能促使他們事前做出決定。針對隨意分出的組別，有一組拿到的是以「選擇安寧療護」為預設值的資料，他們被告知要做出抉擇。第二組的預設值設定為「選擇延命治療」，而第三組則拿到沒有任何預設值的資料。對於所有的組別，醫師都會花時間和各個家庭討論有關這兩個選項的內容。

圖 3-3 設定預設值對選擇安寧療護產生的效果

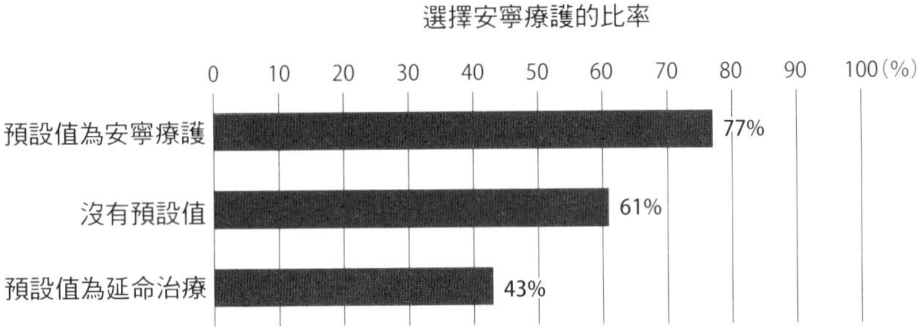

資料來源：以Halpern et al.（2013）的內容為基礎，由筆者製圖

首先，根據圖3-3可以得知，收到沒有預設值資料的組別，從結果來看選擇安寧療護的人數達到61%；拿到以延命治療為預設值資料的組別，其比率為43%。與之相較，以安寧療護為預設值的組別則為77%。

要如何解釋這個實驗得到的結果，以及該如何將其應用在實務上，需要經過謹慎的考量。但不論怎麼說，預設值的設定對選擇安寧療護或延命治療，都發揮了影響。另一方面，從沒有設定預設值的組別，有60%的人希望選擇安寧療護來看，如果把延命治療設定為預設值，那麼在與患者及其家屬溝通時，就會有不少人可能會去選擇延命治療。

哈爾伯恩等人為了更進一步地追蹤，在患者已經做完決定後，便向他們公開此次研究的宗

旨，並提供他們變更選擇的機會。但研究的結果顯示：就算這麼做，幾乎所有的患者都不會去改變原來的決定。此外，不管選擇了哪一種治療方式，在做出選擇後，當下的滿足度也沒有出現差異。或許我們可以這樣來理解上述的內容：在哈爾伯恩的研究中，藉由「變更設定值」的設定，就能順利地引導患者，去選擇他認真思考過的選項。

3 今後的醫療行為經濟學

關於醫療健康領域的行為經濟學，今後會往什麼方向發展呢？其中一個方向，是去檢證在不同的醫療健康領域中，行為經濟學的特性將會帶來什麼樣的影響。翻閱過去的資料可以發現，抽菸和肥胖這類具有強烈習慣性的行為和行為經濟學特性相關的研究，已經累積了一定的數量。而在這些研究之外，以疫苗接種和接受篩檢等健康預防行動為對象的研究雖然正在進行，但有關患者們如何做決策的部分，仍有相當大的研究開拓空間。

本書將會以乳癌／大腸癌的篩檢、接種子宮頸癌疫苗、心血管系統疾病、終止延命治療／安寧療護、患者家屬後悔的情緒、器官捐贈等個別而具體的情況為基礎，從行為

經濟學的觀點，整理出相關人士如何做出決策。行為經濟學的特性，依存於每個人的價值觀和文化中。因為疾病所帶來的風險高低，和時間的經過方式都不一樣，所以可以知道展現在行為經濟學中偏誤的特徵也不相同。這也是為什麼需要對醫療健康問題，進行分門別類分析的原因。

另一個方向，則不僅是以患者及其家屬為對象，更重要的是還納進了醫師和護理師等醫護人員，研究他們身上出現的行為經濟學之特性，以及這些特性和醫療／看護行為之間的關係。根據最新的研究指出，醫師和患者之間對風險的態度雖然沒有明顯的差異，然而在「時間貼現」上，患者可比醫師著急多了[29]。儘管醫師比起患者來得有耐心，但兩者或許都傾向風險規避。像這類研究，都是在「知情同意」之上，為填補醫師和患者之間雙方認知差距時的必要作為。而且，這些研究對解讀誤診和醫療事故等醫護人員的行為結果，或許也能派上用場。

更進一步來說，能夠發揮長期且安定效果的助推，也應該不斷地進行開發。最近，有些研究宣稱「也有助推無法派上用場」的地方[30]。助推的效果有時是短暫的，有時會讓人們陷入混亂，甚至觸發預想之外的抵抗或效果。此外，有時只以患者為對象的助推介入行為，所得到的效果並不顯著[31]。而從醫師和患者雙方皆進行介入的話，卻又能收到十

分巨大的成效(32)。

例如，想推薦有心血管疾病風險的患者服用「他汀類藥物」（statins）時，就算只對患者提供金錢上的誘因，也無法改善成果指標；而若同時對醫護人員和患者提供的話，則有報告指出，的確能促進患者服用該藥物，並成功降低脂蛋白膽固醇的數值。在服用藥物上，只是急性子和拖延症傾向等患者的行為經濟學之特性，其實並不會構成阻礙，反而是深知患者會遭受藥物副作用所苦的醫師在開立處方時陷入的猶豫，會對其產生影響。因此，有時候我們需要同時對患者和醫師展開工作才行。

最後，以上所提到關於今後醫療行為經濟學的走向，主要來自於海外的研究動向。除了和今後的方向同步外，重要的是我們也需立足過去的研究，審視有哪些地方在日本尚未實行，然後積累日本國內的研究和實踐事例才行。

（佐佐木周作、大竹文雄）

第二部分

給病患和家屬：

面臨抉擇時，如何做出明智的決策？

第4章

家屬該如何協助癌症患者做出適切的治療決策？

【本章重點】

- 藉由認識行為偏誤，有助於在治療過程中與醫護人員做有效的溝通，進一步達成共識。
- 在面臨停止治療或在宅治療等選擇時，能夠善用捷思法的人，其實應該是社工和居家護理人員。
- 對經驗豐富的醫護人員來說，一旦注意到自己在無意間使用的「助推」是有效的，那麼不妨刻意地去嘗試它。
- 在面對人生中的重大抉擇時，如果獲得的資訊過多，反而容易讓人們的大腦陷入混亂，進而讓思考和判斷發生錯誤。

1 癌症治療中的決策及其支援

醫師：「根據檢查的結果，可以確定這是初期的卵巢癌。從妳的病情來看，標準的治療方法，首先是接受手術治療，然後使用抗癌藥物。但在使用抗癌藥物時，可能會發生脫毛和想吐的副作用，關於這點我會盡量用藥物來做控制。只要沒有發生轉移，有相當大的機會是能夠治癒的。讓我們一起努力來面對接下來的療程好嗎？」

患者：「……」

（**醫師：**「奇怪，在這種情況下，病人應該不會猶豫才對。我該說的話也說了，若沒有特別的問題，應該會選擇標準治療方式才對啊！」）

患者：「不好意思，請再讓我考慮一下……」

對從事癌症治療的醫師來說，面對癌症患者及其家屬，告知病症和接下來的治療方

向，是再平凡不過的事了。在大多數的情況下，每一位醫師都會使用以自身經驗為基礎的方式來做這些事。一般都認為，只要經驗豐富的醫師是真心誠意的話，就能讓病患了解他的想法，然後做出好的決策。然而，實際上真的是這樣嗎？

曾經擔任過癌症治療的醫師，想必經常會遇到雖然自己已經做了相當詳細的說明，但還是無法得到患者理解的狀況。大多數的醫師都會把這種情況當作偶發事件，直接解讀為是對方（患者和家屬）缺乏理解能力，而沒有把焦點放在這種事之所以會發生，其背後存在的原因。

Informed consent（知情同意，簡稱ＩＣ）有進行認真而詳細的說明後，取得對方同意的意思。在ＩＣ這個概念還未普及之前，過去醫師和患者之間的關係就像「別插嘴，照我說的話做就對了」這類家長式領導（父權主義）。醫師身為醫療方面的專家，要為沒有這方面知識的病患做出合適的選擇，而患者也應該照醫師所說的去做被視為天經地義的事。但實際上，醫師所做出的決策並沒有充分考慮到患者所處的狀況和期望，有時還會出現強迫對方接受的情形。作為對過去錯誤的反省，現在的醫師除了要向患者做說明，還要保證患者有選擇治療方式的「自律原則」（autonomy）。目前，「患者的權利」這種想法已經普及到社會上，並遏止了醫師的專斷行為，因此ＩＣ的普及獲得一定

的正面評價。

自從ＩＣ導入後，患者的權利雖已確立，但也出現了許多醫師在做完說明後，就把做決策的事情都交給患者及其家屬來處理的「告知後選擇」（informed choice）傾向。然而這種做決策的方法，因為是建立在「人類是會做出合理判斷和選擇的生物」這種想法之上——這種想法和傳統經濟學理論中看待人類的觀點是相同的。近年來，有許多研究都已明白指出，人類未必都能妥善運用眼前的資訊，然後做出合理的決策。特別是那些缺乏關於醫療知識和經驗的患者及家屬（更何況還有當事者所存在的偏差），是無法用理性思考做為前提的。

於是最近，認為決策應該是由醫師和患者共同制定的「醫病共享決策」概念，開始導入醫療過程中[1]。在患者及家屬不熟悉醫療知識的情況下，就算醫師已經做過詳細的說明，他們仍然無法充分理解其內容。根據到目前為止的報告顯示出，在醫師做過了一次詳細的說明過後，能夠理解自己病症的患者約只佔了六成左右。如果內容再加上所使用的藥劑所產生的副作用的話，能夠理解這些內容的患者就只剩下四成而已[2]。像這樣在ＩＣ的原則下，雖然我們已經知道在患者做決策時，存在著重大的缺失，但醫師只要有做說明且守住自律原則的話，就算盡到責任了，如此一來還能避開訴訟之類的麻煩問

題。而醫病共享決策的概念是：由專家陪同缺乏知識和理解能力的患者與他的家人，像一名侍酒師般，來協助他們做出決策。醫病共享決策的想法是，人類在做決策時存在著諸多的偏誤，這也剛好對應到行為經濟學中，理性是受到限制的觀點。

2 癌症治療現場的實例

讓我們來看看實際上在癌症治療的現場，會遭遇到哪些不同的「預期之外的選擇」，然後運用行為經濟學的思維方式進行理解。在這一節中，我們會提出幾個實際的臨床案例，運用行為經濟學的觀點，分析究竟發生了什麼事。

【事例A】因家屬的反對而推遲了對患者的病情說明

一位五十二歲的女性患者，被發現她的直腸癌再度復發（癌細胞轉移到肝臟、癌性胸腹水）。她經歷過三個週期的化療，症狀獲得部分緩解。

可是到了第四個周期的化療後，她的病情明顯惡化，由癌性腹膜炎引發腸梗阻的症狀，讓她再度入院。由於發生了腹水貯留，醫師對她進行了腹水穿刺，排出淡血性腹水

3000毫升。為了控制疼痛，她開始服用吩坦尼（醫療用麻藥）和乙醯胺酚（解熱鎮痛劑）。之後因鎮痛的效果不夠，醫師開始增加吩坦尼的劑量(3)。然而卻還是沒能緩和疼痛；在換成氧可酮鎮痛劑之後，持續的疼痛才幾乎控制下來(4)。

到這個時候，醫師向病人的家屬建議，不要再進行積極的醫療行為，而是採用「最佳支持性治療」，或「放棄急救聲明」（DNAR），並得到家屬的認同。但家屬們卻強烈的希望「（醫師）不要告訴她，病情已經到了無法治療的狀況」。然而隨著病情加重，疼痛管理也愈加困難，於是醫師開始對她使用利多卡因和氯胺酮（俗稱K他命）等鎮痛補助藥劑。

等這名患者已經住院超過了一個月以後，她的家屬才終於希望主治醫師向病患本人說明病情，以及關於「最佳支持性治療」和「放棄急救聲明」的內容。患者因感覺到病情在惡化，似乎也早有心理準備，於是提出「希望能和朋友們去唱卡拉OK」的想法。在得到主治醫師的同意後，經由緩和治療小組的指導，決定以「病患自控式止痛(5)」的方式，來設計此次計畫。然而，家屬們卻以「沒有能夠陪她去的時間」為由，無法完成這次計畫，最後這名患者就這樣過世了。

●行為經濟學的解釋：延遲

從上面這個案例可以看到，主治醫師要對患者說明病狀，卻被家人給「**拖延**」了（請參考第2章），結果造成癌症末期的患者，無法在所剩不多的時間裡，決定自己想要如何度過。

在上述案例中出現的，關於如何「傳達壞消息」的技術，在日本國內已經以厚生勞動省發出的通知為基礎，於全國各地舉行安寧療護研習會（PEACE），此外還開設了許多學習溝通技巧的研習會。

在這些研習會的內容中，關於「患者們想要的究竟是什麼」這件事，採用了以日本的民意調查為本，所完成的專為日本人所設計的溝通訓練技巧。具體來說，該技巧由以下四種患者所期待的概念：「設置一個能做為支援的場所」、「傳達壞消息的方法」、「附帶的狀況」、「情緒上的支持」所構成。因為這幾個項目的第一個英文字母組合起來剛好是「SHARE」，因此也成為該計畫的名稱。(6)「SHARE」在癌症醫療上，展示了醫師對患者傳達壞消息時，為了實現有效的溝通，應該採取什麼樣的態度和行動。

然而在這個計畫中，就算能夠去執行傳達的方式，但要在什麼時候、要對誰說的部份，還是須由醫師來做決定。像前面的例子，患者明明有能力做決定，而且還有不同

的、能夠去實現的選項，但卻發生了沒有一個合適的時間點來做說明的情況。

在這個案例中，雖然是家屬決定「延遲」向患者說明的時間點，但會拖延「告知壞消息」的傾向其實不只存在於家屬身上，也能在患者本人和醫師身上看到。

重要的是我們應該要了解，人們就算能為將來所期待的行為於事前先做規劃，但到了要去執行的時候，卻容易出現拖延的現象（**當下偏誤**），而且覺得到目前為止已經付出去的「費用」（若以癌症治療來說，就是到目前為止接受過的療程）實在太可惜了（**沉沒成本**，請參考第2章）。這些都是會妨礙人們做出理性決策的原因。

隨著「知情同意」的普及，患者和家屬在取得更多資訊後，病人能在自律原則下，由自己來決定自己的事情。這是傳統經濟學中所認為，「只要能夠得到正確又詳實的資訊，人類就能做出合理判斷」的想法。然而在現實中，人們在得到資訊後，可不會利用科學上的根據和不變的演算方式，來做出「合理的」決定。因為行為經濟學已經明確指出，人們存在著許多不同的偏誤。

【事例B】在建議轉為最佳支持性治療時，病患卻希望採用免疫治療

擔任護理人員的四十六歲女性患者，她的乳癌復發並轉移到骨頭。這位女性在A市

內一間小型醫院的病房大樓職夜勤。三年前她在動過手術後，曾接受手術後放射線治療和化療，並持續服用泰莫西芬（tamoxifen，一種荷爾蒙治療的藥物）。大約在一個月前，她開始出現腰痛和左下肢輕微麻痺的現象，但因忙於工作，而且以前就有過椎間盤突出的問題，曾經歷過類似的症狀，所以這次就沒有特別在意這件事。但在最近，她的左下肢開始變得無力，有時甚至差點讓她摔倒。

在定期回診時她說出了這件事，主治醫師懷疑病情可能發生了骨轉移，透過畫面檢查後，確認為腰椎轉移。當時這位患者的左下肢已經出現輕微的運動麻痺。主治醫師認為，在這種情況下需要進行緊急的放射線治療(7)。與此同時，醫師還發現了胸椎、左鎖骨上淋巴節轉移，和多發性肝轉移的狀況。

主治醫師建議她在進行骨轉移的放射線治療時，一併做全身性的化療。這位患者的家庭成員有丈夫（四十八歲，消防員）、長女（二十一歲，私立大學學生）、長男（十七歲，目前就讀於縣立高中，隔年春天要考大學）。丈夫因為經常晚上要去值班，而且工作上和同僚之間的應酬也多，因此家事和照顧孩子幾乎都由患者本人來負責。

患者表示，「長女正要開始找工作，長男也在準備大學入學考試，我想把他們倆照顧好。」而且家庭所需的生活費、房貸及一雙兒女的教育費用，只靠丈夫一個人的收入

也是不夠的。

在經過病情說明並得到患者同意後，醫師開始對其進行放射線治療和化療。然而過了半年後，肝轉移不論在個數和大小上都逐漸惡化，抽血檢查也發現肝酵素在上升中。除此之外，患者的上腹部最近也出現內臟疼痛的現象。透過放射線治療，雖然骨轉移在被照射的地方並沒有擴大，但脊髓膜卻發現了播散式轉移（播種）。

儘管患者的左下肢有輕微的麻痺，但考量到值勤醫院的人力需求，她還是以外來[1]勤務的方式，繼續從事護理人員的工作。雖然丈夫多少也開始分擔起她的工作，但家中兩個孩子對該名患者有強烈的依存，而患者本人也覺得自己有照顧孩子們的責任感。

上班時，患者還算能靠輕型車通勤，因為服用塞來昔布（celecoxib）和乙醯胺酚，讓中等程度以上的疼痛，算是減輕了一半。但由於買東西等雜事都需要用到車，因此生活上還是有許多不便之處⑧。

主治醫師雖然曾考慮過要開麻醉藥物的處方，但因為這樣會造成患者無法開車，生活很難維持下去。當時醫師認為，治療方向應該往「最佳支持性治療」調整。六個

1 即前文提到的「外來護士」。

月前，醫師雖然對該名患者做過關於化療的說明，但卻沒有告訴她身上的病「無法治癒」。醫師認為這名患者既然是護理人員，應該可以理解她自己的狀況吧。然而，患者本人其實並沒有「無法進行積極治療」的想法，而且家裡還有面對升學考試和求職中的孩子需要自己從旁協助，所以她的求生的意志很強烈，願意接受任何治療。

但醫師認為，這名患者剩下的時間或許只能以月為單位來計算了。甚至直到長男考試那天為止，都無法確定她是否能維持住打點自己日常生活的狀態。於是主治醫師在考慮過上面的事情後，和她做了關於病情的說明。告訴她，「雖然已經做了全身化療，但妳的病情還是在惡化，髓膜還出現了散播式轉移，可以說目前已經沒有積極性的治療方法了。」

患者聽完醫師的話之後，開始在網路上搜集資料，發現東京有一間診所能進行第五代免疫治療[9]。於是她在醫院的門診掛號處，申請了換到該診所接受治療的轉診單。

主治醫師也在網路上做了調查，他發現這間診所平均的治療方式為每兩週打一次疫苗[10]，一次療程要打六次疫苗，而且一次療程的費用還超過三百萬日幣。

●行為經濟學的解釋（1）：損失規避

只要是擔任過癌症治療的醫師，應該有許多人都曾經歷過上述案例的情況。每逢碰

到這種狀況時，醫師們的腦中只會冒出「為什麼」這三個字。然後回想自己的說明有什麼不足之處，接著會覺得失望，甚至感到憤怒的人也不少。在累積了許多類似的經驗後，某些醫師就會逐漸習慣總有部分的病患屬於這種類型，然後不再去分析這種事情之所以會發生的結構。但醫師們的失望、憤怒、放棄，可絕非患者之福。

上面這個案例，可以用行為經濟學中的**損失規避**，這種人類的行為特性來加以說明。對癌症末期的患者而言，選擇了「安寧療護」在某個意義上，等同於接受損失。如同本書在第2章所提到的，行為經濟學認為，人們會從**參照點**感受到價值的利得或損失。如果拿目前的健康狀況當作參照點來看，癌症末期的患者就算已經無法透過積極的治療挽回健康，而且還為此蒙受了巨大的損失，但哪怕有一個只有1%的機率能維持他狀態的選項，患者還是會樂於承擔風險而選擇它。以上就是從行為經濟學的角度來解釋，為什麼患者會去選擇高風險的積極治療。

●行為經濟學的解釋（2）：捷思法

另外在這個案例中，患者還受到費用高昂的免疫治療診所，在其刊登的廣告中，「小數法則」和「可得性捷思法」產生的偏誤所影響。

和大樣本相比，在小樣本中發生極端案例時，容易對平均值產生很大的影響，這會

讓人藉此過度相信極端的案例。例如某位醫師最近值班時，總是會不斷碰到棘手的病例，有人可能就會說他真是「籤王」，這就是典型的以少數的經驗來做判斷——當天被送到醫院的患者是誰、有幾位等，和當時是誰值班沒有關係，這是偶然的狀況，兩者之間不存在因果關係。只要把時間拉長來做統計的話，就會知道某位醫師和棘手的疾病之間並無相關性。

可得性捷思法指的是：看重手邊立即可得的資訊，而且只靠這些資訊就做決定。與之相關的決策特性為**代表性捷思法**，也就是把最具指標性的結果和人物形象結合在一起，然後不經理性的推論，並且無視其他原因，僅以「看似合理」的故事為基礎來做判斷。然而，大部分聽起來合情合理的情節，並不代表就是最容易發生的事情，而僅是看起來很像而已。因此只要稍不注意，人們就會把一貫性（相似程度）和發生率混為一談。

例如對於癌症在進行／復發的患者來說，就算實際上「不要考慮」摘出術比較好，但只要負責操刀的醫師對患者說，「有一種做法是，先把所有臟器暫時移出體外，切除瘜肉後，以人工血管取代大血管，然後在腹腔內做自體移植（出自某部知名日劇的一幕）」，像這樣一個步驟一個步驟，鉅細靡遺地具體解說，就會讓患者覺得「可行」。

特別是那些經驗老到的醫師，他們對自己的醫術充滿信心，因此容易把「理論上可行」的選項，當作「實際上可行」的選擇[11]。此外，如果醫師在對「理論上可行」的選項做說明時使用的語彙豐富多元的話，很多時候就會在不知不覺中，讓現實中不存在的事物，聽起來好像真有那麼一回事——能夠詳細的用語言來做說明，和可實現性（機率）之間並不存在任何關聯。

從另一個角度來看，有不少主治醫師對於實際可行的、能夠幫助癌症末期患者獲得健康和幸福的最佳支持性治療，缺乏足以對其進行說明的內容。這也導致了由主治醫師推薦的「停止積極治療」和「最佳支持性治療」，缺乏讓人覺得可行的說明，造成患者感受不到該選項吸引人之處。在這種情況下我們認為，熟知安寧療護現況的醫務社工、在宅醫療醫師和居家護理人員，具備能夠活用「可得性捷思法」和「代表性捷思法」等讓患者做出醫師們所樂見選擇的能力。因此，在協助患者做出適切的決策時，不能只有醫師和患者，還需要擁有能夠應對不同場面的知識及語彙的其他人來協助。換句話說，醫務社工、在宅醫療醫師和居家護理人員缺一不可。

【事例C】患者拒絕了醫學上所建議的治療方式

某位六十一歲的家庭主婦為子宮頸癌ⅠB2期的患者。她的丈夫（六十四歲）是公司的老闆，長女（二十九歲）已婚，住在遠地的B市，育有兩個小孩。么女（二十七歲）未婚，目前在國外工作，近期沒有回日本的打算。

三年前，她曾在其他醫院接受右乳房的乳癌治療，接受了右乳房切除和腋窩前哨淋巴結活體組織檢查。原本在手術過後要開始進行化療和放射線治療，但患者主張她「寧死也不想接受化療」，因此只進行了放射線治療。因為患者的激素受體ER（動情激素受體）和PR（黃體激素受體）都呈陰性，因此不適合荷爾蒙療法。目前乳癌並沒有復發的跡象。

最近，當她到診所做子宮頸抹片檢查時，發現疑似有扁平上皮癌，因此被轉診到綜合醫院的婦產科。在經過檢查後，確認她為子宮頸癌第ⅠB1期[12]。主治醫師向她說明「廣泛性全子宮切除術」的治療方式，並在患者同意後進行手術。手術過程順利且術後的狀況良好。

之後在做病理診斷[13]時，主治醫師告訴這位患者，她的復發風險程度為中等，根據治

療的指導方針，建議採取放射線治療和化療。但因為在廣泛性全子宮切除術後接受放射線治療的話，容易引發浮腫和腸閉塞等晚期併發症，因此會比較推薦化療[14]。

然而，這次該名患者依然主張「我不打抗癌藥物」，因此在手術後仍實施放射線治療。之後患者的子宮頸癌雖然沒有復發，但下肢的淋巴浮腫狀況卻越來越嚴重，而且還併發蜂窩性組織炎（皮膚感染），讓她時常得進出醫院做檢查或住院。在這種情況下，她還出現下肢腫脹的象皮病（皮膚變厚）症狀，這讓她的生活受到很大的影響。現在她很後悔，當初為什麼沒採用抗癌藥物治療。

●行為經濟學的解釋：框架

關於上述的案例，筆者想用**框架**這個概念來檢視（請參考第 2 章）。筆者認為關於手術和化療的說明，在不同的時期和框架下進行，然後讓患者在當下做出選擇，是造成這次悲劇發生的原因。

在現代醫療中，醫師要先說明病情，然後告訴患者有哪些治療方式，接著在取得患者同意時，一定要製作同意書，讓患者及家屬簽名——說明和同意，就是前面提到的「知情同意」。因為有同意書，我們醫師在患者和家屬簽名後，才算確認他們接受了我們所提出的內容。

一個人是否「接受了某件事」，其他人其實是無從得知的。關於病狀的說明和治療方針，具有多年經驗並持續學習的醫師，當然十分理解。但如果認為患者及其家屬的理解程度也能和醫師相同的話，就把事情想得太簡單了。醫師也是在逐步理解患者的過程中才讓他們簽字，然後共同得出一個當下的結論。

最近幾年，同意書的種類不斷增加，細分化的程度相當驚人。內容有患者及其家屬關於手術、化療、輸血、譫妄（Delirium）、預防血栓、限制行動、支付住院費用及入院中的醫療協助等，這些都需要病患逐一簽名。

這種細分化讓每個事項都成為一個框架，因此出現了針對不同事情，在不同場合下，需要個別做選擇的情形。當然隨著同意書的細分化，其優點是能讓每件事都做到客製化。但如此一來，也會形成無法用「統整」的方式來看事情的巨大缺失，「見樹不見林」所指的就是這樣的情形。

心理帳戶是行為經濟學中用來指稱「和原本應該要納入考慮的範圍相比，人們容易在狹隘的範圍內做出決定」的情形。例如將原本應該用一年以上的時間來考慮，然後做出決定的事情，卻必須在一天內就要完成它；或是讓劃歸在餐費裡的錢，就只能花用在飲食上——這些都是心理帳戶。從此次的案例來看，如果每種治療方式並非逐一提

出，而是在最初時就詢問患者，「是否要接受擴大手術和手術後的化療？」倘若患者難以接受的話，接著再提出次佳的選擇，「（不做擴大手術的話）也有單獨的放射線療法……」這樣不也是可行的嗎？(15)

醫師很容易直接認定，「罹癌的患者只要願意接受手術的話，當然也會同意做化療這種標準的治療流程。只要仔細做過說明，患者就會做出合理的判斷，選擇標準治療的。」然而，這樣的預測是錯誤的。

3 使用行為經濟學的方法幫助癌症患者做決策

從前面提到的案例，讀者們應該多少可以理解在癌症治療現場中出現的「預期之外的選擇」，是適合用行為經濟學來做分析的。那麼在理解了患者做決定的背景後，醫護人員是否能運用行為經濟學的思維方式，來幫助患者們做決策呢？

理解患者們會有的偏誤

如同前面的案例中所看到的，患者們會帶著不同的偏誤，而這些偏誤會在選擇治療

的方式時產生影響。如果我們能夠先理解這個事實，也能對事情起到作用。像「為什麼都和這位病人解釋過那麼多次了，他還是不懂呢？」這種疑惑，有時會讓醫師對病人產生消極的情緒，而這樣的情緒有可能造成醫師放棄去取得患者的理解。但如果擁有行為經濟學中，關於做決定時會出現的偏誤的知識，那麼就能客觀的去分析患者在做決策時會發生的事，這對維持醫師和患者之間的關係是有助益的。

關於數字所代表的不同意義也在說明同樣的事情。根據英國的一項調查指出，在關於「接受某項治療，最低可以得到百分之幾的效果，我們才會接受／推薦給他人呢？」這個問題上，分別去詢問患者和醫師，藉此當作判斷基準的百分比，最後呈現出「患者低於醫師」的情況。從調查結果來看，某項醫療行為就算沒有達到醫師會做推薦的程度，還是有患者希望接受這種治療(16)。

從上述內容可以知道，在面對同樣的數字時，醫師和患者從中得到的意義是不同的，這和我們前面舉出的事例B相同——這時出現的狀況並非「（患者）不了解數字所傳達出來的醫學上的證據」，而是「（患者）雖然了解數字的意義，只是看法和醫師相左」。因此不論增加多少正確的「數值」去做說明，狀況也不會改善。

當醫師和患者之間的溝通出現「總覺得哪裡怪怪的」時候，是因為理性的說明無法

奏效，也就是可能受到情緒和偏誤的影響之故。讓我們先注意到這件事情，然後退一步來試著理解患者在想什麼，或許這樣就可以找到解決問題的頭緒了。

認識醫師們會有的偏誤

然而，偏誤可不是患者的專利，醫師身上經常也會發生偏誤的情形。但這是自然的現象，未必就是不好的事情，並非一定要做修正才行。要注意到自己的偏誤不是件容易的事，因此有意地去回顧曾做過的事情，對自己是有幫助的。

就拿前面提到的英國調查來說，其實內容中不只比較了患者和醫師而已，還找來專門負責該種治療的醫師和非專門的醫師來做比較[17]。從結果來看我們可以知道，和非專門的醫師相比，專門的醫師就算知道治療的效果偏低，還是傾向推薦這種療法。也就是說，根據背景的專門知識、經驗，以及所處立場的不同，不同醫師的判斷也不一樣。

那麼在臨床上，像「都已經持續接受治療到今天了，現在要停止真的很可惜」這種情緒，除了患者之外，醫師是否也存在呢？其他像是「以前曾經出現相同症狀的病人，之後竟然奇蹟般康復了。或許在我眼前的這名患者身上，也會發生同樣的事」，或「之前我曾經和某位患者提到他還剩下多少時間的事，結果讓他陷入憂鬱之中，看來我還是

不要再和現在的患者談這件事好了」的心情，是否也都經歷過呢？這些都是沉沒成本和可得性捷思法的例子。這些偏誤，也會讓醫師的判斷受到影響。

然而，並不是說我們不應受到偏誤的干擾，一定要以客觀、理性來做判斷才行。因為醫師的臨床經驗，以及從中產生的直覺，也是作為專家的一種技能。而且就算是團隊中有不同的聲音時，如果原因是出自於個人的偏差所帶來的影響，那麼只要能理解這個部分，在醫護人員之間也能形成有意義的討論，並有相當大的可能在形成共識上發揮作用。

框架的影響

在上面的內容中，我們已經用行為經濟學的觀點，找出患者和醫師在做判斷時會出現的狀況，以及該如何加以運用它們。除此之外，其實還存在著更能夠積極活用的方式。例如透過理解框架的結構，就會在呈現資料時多用點心思了。

本書在第2章中已經提過，一般來說人們傾向會去迴避損失。而在行為經濟學的觀點裡面，「框架」已經大量嘗試應用在醫療現場之中了。整合不同的研究成果，然後從對有關框架效果的研究中可以發現，若拿會帶來利得的資訊提供和招致損失的資訊提供

來做比較的話，得到的結果可以用在促進預防皮膚癌、禁菸、做運動等健康的行為上[18]。

在筆者以癌症患者為對象進行的研究裡，用「只要接受這種治療，90%的人都能治好」這句話，和「就算接受這種治療，還是有10%的人治不好」這句話來進行比較，回答「願意接受治療」的比例，前者高於後者約10%。當然，這兩句話在意義上是相同的。從結果來看，就算把90%換成70%、50%、30%或10%，也不會有什麼改變。

在同一份調查中，把「接受治療的話，五年後復發的機率為10%；沒有接受治療的話，復發機率為12.5%」，用某個假設的治療方案A——「接受治療的話，五年後復發的機率為10%，沒有接受治療的話，復發機率會增長一．二五倍」來呈現時，回答「願意接受治療」的數量是最多的[19]。

另外，把「接受治療的話，五年後復發的機率為70%，不接受治療的話，復發的機率為87.5%」，用某個假設的治療方案B——「不接受治療的話，五年後的復發機率為87.5%，但只要接受治療的話，則可以降至復發機率的〇．八倍」來呈現時，回答「願意接受治療」的數量一樣是最多的。這兩種治療不論是哪一方，原來的設定都是只要沒有接受的話，復發率都會比接受時高出一．二五倍。但在接受治療後呈

現低復發率的A方案中，因利用了「復發機率會增長一・二五倍」這種強調損失的做法，產生了很大的影響力。另一方面，接受治療後還是維持高復發率的B方案，則利用87・5%的「〇・八倍」這種強調利得的方式，發揮出它的效果。不論是哪一方，都利用了人們「損失規避」的特性，因此在意義上是一樣的。由此我們知道，根據原本所處的狀況，所得出的框架效果也可能不同。

在諸多行為經濟學的理論中，框架之所以能率先導入醫療領域中，筆者認為原因除了它的簡便性之外，或許更在於「不必去變更想要傳達的訊息內容」這一點上。當要傳達相同的訊息時，只要改變表達方式，就能讓醫師們更準確的把內容傳遞出去，可以說這在臨床上具有積極導入的意義。

活用助推

接著，讓我們來看看另一個深入醫療領域的行為經濟學概念吧。正如本書在第2章時已經詳述過，「助推」指的是為了要促進對方採取行動時所使用的契機。在實際的臨床現場中所進行的溝通，已經可以發現有很多地方運用了助推。例如讀者們應該聽過這些話吧，「如果我和你得了相同的病，我會接受治療」、「和你患有相同疾病的人，有

不少都選擇接受這種療法」。這幾句話在醫療溝通中，都可視為是助推。然而到目前為止，卻幾乎沒有從醫療溝通的脈絡，來進行助推效果檢證的研究。原因在於，在醫療中活用助推，存在著倫理面向的阻力，關於這部分，我們稍後會再討論。

言歸正傳，在實際的醫療現場中，許多助推都以複雜的相互搭配方式出現。但在醫療上因為關於助推的研究還不多，所以人們還並不清楚，是多種助推併用比較有效果，還是剛好相反。有鑑於此，筆者決定踏出第一步，針對癌症醫療中的溝通，來檢證助推的效果如何（表4-1）。筆者把想得到的助推類型進行細分，然後為了調查不同的助推和患者所做的選擇之間有何關聯，使用了一個假設的劇本來進行調查[20]。

用於調查所設計的劇本如下：「某人持續的在接受癌症治療，但現在的狀況是，在醫學上所有的療法對他來說，都已經無效了。目前靠著藥物可以控制身體的疼痛和呼吸困難的狀況，因此可以自己在家生活。但只要接受治療，就會產生想吐和脫毛的副作用」。由此可以知道，如果繼續採取以縮小癌細胞和延長壽命為目的的治療，對本人而言是弊大於利。停止治療，讓自己剩下的人生過得更有意義，是醫學上推薦的做法。

讓受試者看過劇本，接著聽完醫師的說明後，再來檢視受試者的回答有什麼不同之處。藉由這次調查，筆者檢證了以停止治療為預設值（「很遺憾地要告訴你，已經無

法對你的病症採取任何治療行為了」），並有聽過助推說明的比較對象，和回答「要接受治療」的人，在比例上所呈現的差異。從結果來看，拿強調患者自身利得的情況「不接受治療也就不會產生副作用，可以在家中生活，而不是住在醫院裡，而且還可以外出」，來和提到會增加社會負擔「若要接受治療，需要花費社會保險（由國家負擔）一千萬日圓」比較時，回答「要接受治療」的比例，有低於比較對象的傾向。

我們可以從「加上利己動機」和「損失規避」來解讀這個結果。在「加上利己動機」的決策中，人們會把自己的利益最大化，把損失降到最低。我們認為對於患者自身利益的說明，可以促使他認識到「對我來說，停止治療是有好處的」。有關增加社會負擔的說明，可以促使他認識到「接受治療對自己沒有益處，還會造成社會的負擔」。

另一方面，加上患者的利得後再提及家人的益處時，卻沒有呈現出差異來。為什麼會這樣呢？或許這和患者很難直接感受到，對於家人而言的益處，也會反映在自己身上吧。接下來的內容只是筆者的推測，如果我們反向操作，把「繼續接受治療的話，會對家人造成負擔」告訴患者的話，可能會出現和增加社會負擔時的說明一樣的情況，讓患者理解到，他的損失即為對家人造成困擾，如此一來或許結果就會發生改變了。

把「助推」應用在醫療溝通上的嘗試，還處於剛開始發軔的階段。要能夠推薦於臨

表 4-1 使用助推的說明案例

比較對象	**把「停止治療」做為預設值** **很遺憾地要告訴你，已經無法對你的病症採取任何治療行為了。**但如果你無論如何都想繼續接受治療的話，還有C療法可供選擇，但該療法在醫學上還沒有顯示出明確的效果，而且會產生副作用。
使用助推的說明	**① 直接推薦** 還有C療法可供選擇，但該療法在醫學上還沒有顯示出明確的效果，而且會產生副作用。**上面這段話想表達的是，醫師認為不要再接受任何治療，對患者本人來說是最好的選擇。**
	② 提示規範 還有C療法可供選擇，但該療法在醫學上還沒有顯示出明確的效果，而且會產生副作用。**許多患有相同症狀的病人，都選擇不再繼續接受治療。**
	③ 提示利得 還有C療法可供選擇，但該療法在醫學上還沒有顯示出明確的效果，而且會產生副作用。**不接受治療也就不會產生副作用，可以在家中生活而不是住在醫院裡，而且還可以外出。**
	④ 提示利得（他人） 還有C療法可供選擇，但該療法在醫學上還沒有顯示出明確的效果，而且會產生副作用。不接受治療也就不會產生副作用，可以在家中生活而不是住在醫院裡，而且還可以外出。**如此一來，不但對患者來說是好事，而且還能和家人共度時光。**
	⑤ 增加社會負擔 還有C療法可供選擇，但該療法在醫學上還沒有顯示出明確的效果，而且會產生副作用。**另外，若要接受治療的話，需要花費社會保險（由國家負擔）一千萬日圓。**

床上來使用，恐怕還需要一段時間。但如果每一位醫師都能回頭檢視一下，自己平常在做溝通時，於無意間使用的助推的確能發揮效果的話，不妨有意地去嘗試運用它。

4　行為經濟學對病患做決策的實用性

對癌症末期的患者來說，在決定面臨死亡時是否要執行心肺復甦的選擇時，使用把「要」和「不要」同時拿到患者和家屬面前，要他們做出決定的方式，也就是所謂的「告知後選擇」，是相當殘酷的事情。

在日本曾掀起一陣旋風的美國哲學家麥可．桑德爾（Michael Sandel），曾提出人類的責任大致可分為三種(21)。

第一種是自然的責任，這是普遍而不需要共識的。例如和人接觸時要抱持敬意、行為要符合正義、不去做殘忍的行為等。

第二種是自發性的責任，它是具有個別性的，透過共識產生——我們是否關心他人的善（換言之即是利益），取決於是否得到同意，或者是誰同意的。這裡指的是醫療人員向患者及其家屬進行說明並獲得他們的同意（ＩＣ）。遵循這個責任的原則，與認為

醫療人員是在同意書這樣的契約基礎上，實施醫療行為的觀點相符合。

第三種是連帶的責任，雖然它具有個別性，但卻不需要經過其他人的同意。可以說，這是對共有一段相同歷史的人所負的責任。我們會因和自己所做的選擇沒有任何關係的理由，背負著連帶和其他成員共同的責任。這就像是肩負在家族身上的擔子一樣。和第一種責任相同的是，連帶的責任也不需要經過他人同意，因為它被視為是道德和規範。

就算同時把注意力都放在同一種疾病上，醫師和病患家屬所背負的責任是完全不同的，這點有必要先弄清楚。作為家屬，必須把目光投射到自己要負責的地方，以及該盡到什麼樣的責任才行。

隨著癌症的進行，當病患瀕臨死亡時，心臟按摩、把管子插入喉嚨讓病患用人工呼吸器來呼吸，或是注射能讓心臟繼續跳動的藥物，這些讓病患能活過來的行為，真的是家屬們期望的嗎？在面對這種情況時，家屬其實面臨兩種連帶的責任。

其一是，希望病患能夠活久一點，是作為家屬應該要盡到的責任（道德情感[22]），而這種道德情感一樣能在醫師身上看到。對於醫師來說，哪怕只是延長病患一分一秒的生命，這種關於正義感的思考方式，其實是有偏差的道德情感。

其二是，「不孝」這種不想讓患者面對死亡的道德情感。而對醫師來說，他們的道德情感則是必須最大程度的去考量到（適應）家屬們的感覺。但像這類心靈層面上的問題，例如死亡這種家屬最應該待在患者身邊的瞬間，若是帶入了有科學做為依據的心肺停止的瞬間，這種（具有功利主義性質的）價值觀，真的是好事嗎？

針對第一種道德情感，可以用反問家屬「最應該去考慮的，難道不是患者本身所遭受的痛苦嗎」的方式，讓他們重新審視在道德面上，應該用什麼樣的姿態來面對。

針對第二種道德情感，可以用「雖然不能完全保證，但如果一出現危險的徵兆，我們會盡快通知你們」這樣的約定，讓死亡確認能在所有應該到場的家屬都到齊的時候才來進行。

透過把「不進行搶救」設定為預設值（助推），就能在支援做決策時，除了顧及癌症末期病患的幸福，也考慮到家屬們的道德情感。

5　行為經濟學對病患做決策的倫理性

最後我想來談談，在支援癌症患者做決策上，行為經濟學的取徑（尤其是使用助推

時）會產生的倫理問題。

首先是，當使用助推時會侵擾到患者的狀況。在筆者們前面提到的研究裡，我們有一併詢問受訪者，他們對於「讀完說明文後的感覺」有什麼想法[23]。結果是，對於「很遺憾地要告訴你，已經無法對你的病症採取任何治療行為了」，這種把停止治療設定為預設值的說明內容；以及「總結來說，很遺憾地從我們的觀點來看，不要再做進一步的治療，對你而言應該是最好的選擇」，這種醫師用較為直接的表現，來建議停止治療的情況時，回答「覺得自己被拋棄了」、「感覺很不好受」的分數是最高的。再者，針對前面提及的有關社會負擔的說明，回答「覺得自己被拋棄了」、「有必要對說明的內容進行改進」的分數是最高的。當然，醫師會推薦從醫學上來說較佳的方針，想必會有發揮出其功效的時候。此外，對於提到社會負擔時，本調查中也顯示出，「停止治療」這種醫學上所期待的選擇會出現增加的傾向。然而在進行這類說明時，可能會對患者的心理造成負擔，因此需要特別注意。

還需一提的是，因為助推為「用來引導患者」的方法，所以有些人批評它違反倫理。確實，在缺乏科學根據、沒有用符合倫理順序來做考察，以及把結論做為預設值，並將做選擇那一方的無知視為好事的話，當提供選項那一方在有利的條件下，執行透過

助推完成決策支援就會遭到批判，讓人覺得彷彿歷史又回到家長式領導的時代。

事實上，在我們的日常生活中需要做選擇的時候還真不少，各位讀這不妨回想一下。我們在一天之中，有可能完全不去做任何「選擇」嗎？「活著」其實就是「選擇」。話雖如此，但我們所有的行為，並不都是靠自己主動去做「選擇」來完成的。如果每一件事都要我們逐一做「選擇」的話，實在是太累人了。大家應該都已經注意到了，其實有很多事情是「不用去認真思考，會在不知不覺中完成」的。然後在那個瞬間，我們還能在做某件事的當下，同時處理其他事情不是嗎？像這樣的情形，就稱為「其他行為可能性」。

人們經常帶著「其他行為可能性」，實際上卻只在做一件事情。但我們清楚知道，這並不是在做一個顯而易見的「選擇」[24]。人類的行為有很多都可以稱之為「習慣」，除了習慣之外，還有不少在「不知不覺」中完成的行為[25]。實際上在日常生活裡，不知不覺中有很多都是因捷思法（請參閱第2章）所完成的選擇，但正因為如此，我們才能不受那些繁雜的事情所影響。行為經濟學到今天為止仍然是一門新的學問，但它的研究對象是人類在做決策時的本來面貌，因此其實並沒有創造出新的東西。

患者及其家屬被醫師告知罹患癌症的事實，在理解病症後，就要面臨選擇治療方

式。當然在這種情況下，人們有必要在「認真思考後做出選擇」。但就像本書到目前為止所提到的，大部分的人其實並不習慣「認真思考後做出選擇」，就算換做是醫師也是一樣的。

可惜的是，對醫師來說患者只是「他人」。醫師擁有關於醫療的豐富知識，對於患者所處的情況，該做什麼選擇擁有較高的判斷能力。但可以說，這就是用長遠的眼光來看事情，以限縮眼前的快樂，然後把它們分散到將來這種形式[26]的家長式領導。要做出這樣的判斷，對當事者來說有一定的難度，反而是「他人」才能做到。

另一方面，只要讓病患本人做決定，維持醫療倫理的「自律原則」，就算符合倫理上的要求了嗎？約翰彌爾（John Stuart Mill）在《論自由》（*On Liberty*）一書中曾提到「傷害原則[27]」（harm principle）。這個概念認為「既然對人類來說，自己做決定是最該受到保護的權利，那麼就算是要去做愚昧的事情，還是勝過失去能夠自己做決定的權利。而愚昧的事情最後帶來的，必然是被自然淘汰」。現代醫療倫理中，四原則[28]裡的「自律原則」，其理論基礎就在於此。

然而在醫病關係中，筆者認為大部分的人應該不會同意——「愚昧的事情最後帶來的，必然是被自然淘汰」這種放任患者去做自己的選擇，就是合乎倫理的做法。

或許很多讀者會認為，彌爾真是一個沒有感情的人啊，但若是回到他生存的那個時代來看，當時個人的自由才剛開始受到重視。人類經過了漫長的歲月，費盡了千辛萬苦才得到的「自由」，想必沒有人願意失去它。因此彌爾才在《論自由》中，對於傷害原則（愚行權），做了下面的敘述：

如果有人因為他個人的疏失導致生活陷入困頓中，我們也不應該認為這是活該自作自受。我們要做的不是期待他會因此受到懲罰，而是應該幫助他避開可能由自己所招致的危險。告訴他如何解決這件事，努力去降低他會受到的傷害。

（中略）

不論這個人要做的事情有多麼糟糕，只要這件事還在我們的容許範圍之內，那就別插嘴，讓他去做吧。

患者及其家屬對於醫療並沒有充足的知識，不論他們花多少時間，也無法去超越醫師從過去到現在所學習到的內容，當然這並不表示，醫師就不用對患者進行說明。知情同意是為了保障「患者的權利」，也是社會要求醫界要做到的必須事項。但要是提供的

資訊超過負荷的話，平日已經習慣了捷思法或助推的人類大腦，反而會發生混亂，結果當然會在需要做出人生重大選擇時，犯下不明智的錯誤。如果醫師就這樣視而不見，認為只要維護了病患自己的決定權就足夠的話，恐怕很難被認為符合倫理的要求。

此外，關於是否可以利用助推，把患者引導至「他不想接受」的相反方向去，到目前為止的研究都是持否定意見的。對於「不想做」的事情，每個人可以明確拒絕的權利，是受到保障的(29)。

（堀謙輔、吉田沙蘭）

第5章

該怎麼做，才能提高人們接受癌症篩檢的比率呢？

【本章重點】

- 在提升大腸癌篩檢的比率時，利用「損失框架」的表達方式更能達到效果。例如，「要是今年沒有接受大腸癌篩檢，明年就不會收到檢查糞便的工具」。
- 在提升乳癌篩檢的比率時，依據目標、計畫、恐怖心理，使用不同框架的助推，是有效的做法。
- 為了預防肝癌，需要階段性的先透過接受檢查（受檢），然後經過精密檢測（受診），才會進展到抗病毒治療（受療），在不同階段中，助推都能派上用場。

保健師：「妳去做癌症篩檢了嗎？」

居民：「還沒耶，但我最近在電視上看到藝人因乳癌過世的消息，我想自己也應該去做檢查才行。我今年一定要去做篩檢。」

（一年後）

保健師：「去年妳說要去做癌症篩檢，結果有去執行嗎？」

居民：「還沒耶，雖然我想去做，可是卻抽不出時間。而且我也不知道要去哪裡做。」

保健師：「市政府應該有寄通知給妳才對，妳有看過了嗎？」

居民：「我是有收到啦，可是裡面密密麻麻的寫了一堆看似很難懂的東西，所以我沒有仔細看過。反正我現在的身體狀況也不差，就算不去檢查應該也不會馬上就出現什麼問題，我還是等明年再去做篩檢好了。」

1 癌症篩檢總論：從行為經濟學的觀點看公眾衛生和行為改變的思考方式

為什麼一定要接受癌症篩檢呢？

前面的對話，經常出現在日常生活中。話說回來，為什麼我們一定要接受癌症篩檢呢？這是因為只要接受癌症篩檢，就能降低因罹患癌症而造成的死亡率。在日本，為了共同體（community）的利益，政策性的做法是以團體為對象進行集體的癌症篩檢。像這樣以社群全體的健康利益為目標的癌症篩檢，稱為「對策型癌症篩檢」。

作為政策的癌症篩檢，就算有證據（由實驗研究／介入研究得到）能夠支持「接受癌症篩檢可以降低死亡率」，也唯有在透過癌症篩檢所得到的利益大過損失時，才能推薦民眾應該去做篩檢。目前作為「對策型癌症篩檢」而受到日本政府所推薦的，有乳癌、子宮頸癌、胃癌、肺癌、大腸癌等，而其中篩檢方式又進一步只限定於特定的部分，例如接受乳癌篩檢時，同時做乳房攝影檢查和視、觸診是政府建議的作法。

但就算是背後有證據支持的篩檢，如果不以正確的方式來執行的話，就無法找出本

來應該能發現的病症，這樣一來也就無法透過篩檢來降低死亡率了。舉例來說，要是沒有能夠正確解讀乳房攝影圖像的醫師，那麼這項檢查也就沒有意義了。這在癌症篩檢中稱為篩檢的「精度管理[1]」。

進一步來說，就算某個地方政府已經把環境準備好，要來接受經過證明是有效的癌症篩檢方法，但如果前來做篩檢的人不多，那麼對降低該地區因癌症所造成的死亡率也起不到作用。為了達成「降低因癌症所造成的死亡率」這個目標，有必要改變「沒有去做癌症篩檢者」的行為，讓他們去做癌症篩檢。為此，舉辦癌症篩檢的國家和地方政府，都應該想辦法提升接受篩檢的比率。當一個共同體（社群）的規模想要達到「降低因癌症所造成的死亡率」時，為了要讓人們改變個人行為去接受篩檢，只仰賴個人所做的決定是不夠的，還需要地方政府這類共同體對個人採取積極作為（介入）才行。

自由家長主義

正當化政府和社群等「超越個人的存在」所進行的介入行為，在行為經濟學的概念中稱為「自由家長主義」。所謂自由家長主義的想法是：當清楚知道期待選項的方向性時，除了導入容易讓人去選擇該選項的設計，還要保留不想選擇這個選項及拒絕該選項

的自由(2)。從癌症篩檢這件事來看，自由家長主義式的做法是：讓不想做癌症篩檢的人不會被強迫接受；而針對想要做癌症篩檢的人，則有提供支援他們採取行動的政策。

在癌症篩檢中，個人做為被檢查的對象，當知道自己罹患癌症時，才會第一次認識到癌症帶來的損失。因此在做癌症篩檢的前、後這段時間，因接受篩檢而來的利得，會受到將來得到癌症的影響而大打折扣；反之，工作必須請假或檢查的結果會不會很可怕等，對自己不利（造成損失）的部分，會在做癌症篩檢的前、後這段時間內被放大檢視。這就是為什麼以自由家長主義為基礎，完全憑藉個人的自由意志來做選擇的話，許多人就不會積極地去接受篩檢的原因。或者說，就算是覺得接受癌症篩檢是有價值的人，也會因為受到當下偏誤的影響，而遲遲不去做篩檢。

另一方面，以自由家長主義的思考方式為基礎，對策型癌症篩檢主張「接受癌症篩檢，是為了讓大家更長壽、更健康，過上更好的生活」，積極地對大眾宣導，這樣就能正當化、創造使人們容易有意願去做篩檢的策略和相關制度的導入。

當然，在自由家長主義之下，「不想做癌症篩檢」的想法和「不去做癌症篩檢」的選擇，也需要受到尊重才行。尤其是當設定預設值這類在助推中有效的做法被應用於癌症篩檢時，對於前文中提到過的有關篩檢會帶來的長期利益和損失所產生的誤解，應該

要進行詳細的說明才行。

助推、行為改變和社會行銷

一般認為，欲提高接受癌症篩檢比率的政策，應該以自由家長主義的理念為基礎來制定。但有關健康行為的「行為改變」（behavior modification），其實已經開發出不少理論和模式，在歐美國家的癌症預防領域中，已經採納了行為科學的理論和方法。

美國國家癌症研究所（NCI）認為，「在促進身體健康上能帶來成效的方案中，應該包含不同階段的行為改變」，並且還介紹了一些能適用於行為改變的主流健康行為模式(3)。其中，關於行為改變最有代表性的理論為「跨理論模型(4)」（trans-theoretical model）。在這個理論中，行動不是只被分為「還沒開始」和「已經開始」兩種狀態而已，針對行為改變的變化，共分為以下五個階段：

1. 「漠不關心」的前思考期。
2. 「雖然開始注意，但還沒看到實際變化」的思考期。
3. 「已經在注意並著手準備」的準備期。

4.「剛開始採取新的行為」的行動期。
5.「持續行為改變」的維持期。

人們在行為改變的階梯上，一次只能晉升一階而已，而且針對不同的階段，需要採取的介入方式也不相同。對於處在「漠不關心」前思考期的人來說，若要引起他們的行為改變，就需要提供他們合適的資訊，這時所需的介入方式為提高他們關注的程度；而對於「剛開始採取新行為」的行動期之人來說，為了讓新的行為固定下來，介入方法適合採用能持續提高他們行為動機的正向回饋。可以說，跨理論模型是設計來完成「把期望的行為固定下來」的結果。是能配合每個人不同的特性，使其容易觸發行為改變的一個結構。從這個角度來看，跨理論模型也可視為是本書在第2章裡提到「助推」(5)中的一種類型。

關於行為改變另一個重要的架構就是「社會行銷」。所謂的社會行銷，是利用企業在市場活動中所使用的諸多手法，來解決社會上的問題。具體來說，這種市場上的技術，會把對象依其特徵和特性區分為不同的群體，然後製作出參考了他們的特性和特徵後完成的宣傳內容。這也是為了促進對象能自發地採取行動的方案設計中，一連串的流

程(6)。只要能定義出何為「健康的行動」，社會行銷的做法，也可視為是具體化「助推」的方式。

另外，當我們考量對象的特徵和特性時，還需納入第2章所提到不同類型的「偏誤」，以及它們和健康行動之間的關聯性來做討論，然後找出表現在健康行動上的「特定偏誤」。藉由上述的做法，我們就能將對象給群體化，這種方法在社會行銷上稱為「對象劃分」（segmentation）。接著，再更進一步配合對象的特徵，製作能在行為改變上發揮作用的助推時，針對一個事實要以不同的「框架效果」，來分別製作宣傳的內容。

把行為經濟學應用在癌症篩檢的行為改變上

在本章中，將以減少因癌症而導致的死亡率為目的，針對促進接受檢查和篩檢的行為改變，看看能夠如何運用損失規避、助推和框架效果等行為經濟學中的概念。

接著本章還會介紹，實際上已成功提升大腸癌篩檢、乳癌篩檢，以及肝炎病毒檢查（用於預防肝癌）受診率的地區介入研究事例，並對其進行考察。

（平井啓）

2 利用「損失框架」呼籲大眾接受大腸癌篩檢

接受大腸癌篩檢的必要性

在日本，每年死於大腸癌的人數高達五萬三千人，大腸癌是日本人因癌症死亡排行榜上的第二名，而且是女性癌症致死的第一名[7]。但大腸癌其實很容易在篩檢中發現，只要能早期發現早期治療，是有希望能夠完全治癒的癌症。日本國內實施癌症篩檢的主辦方為各地政府，國家在「癌症對策推進基本計畫」中，將接受篩檢的比率設定為50%，然後由各個地方政府來想方設法，把比率提高到這個標準。但是目前接受大腸癌篩檢的比率仍然維持在41.5%[8]的低水準，而且是所有已開發國家中最差的。

根據日本內閣府「關於癌症對策的民意調查」（二〇一七年度）中顯示，雖然人們不去做癌症篩檢的主要原因有：「撥不出時間」、「對自己的身體健康有自信，覺得沒有必要去做篩檢」、「如果擔心的話，隨時都有可以做篩檢的醫院」，但該調查卻沒有發現民眾不去做篩檢的「強烈理由」。

然而，因為幾乎所有人都覺得癌症很可怕，所以儘管知道去做篩檢對自己比較好，但既然罹癌的可能性是「未來」才有可能產生的損失，那麼現在去做癌症篩檢，就變成出現在眼前的損失（很麻煩）了。如此一來，因降低了對未來可能產生損失的感受度，結果就造成人們不去做篩檢。但在現實中我們經常可以見到，直到癌症要奪走自己的生命時，許多人才開始後悔「怎麼會沒有早點發現呢」。

那麼到底該怎麼做，才能讓「看起來很健康而且沒有自覺症狀、生活又忙碌的人」去定期接受癌症篩檢呢？近年來日本社會整體已進入高齡化，國民中容易罹患癌症的六至七十歲人口增加，這讓是否接受癌症篩檢成為一個相當重要的問題。

因為大腸癌篩檢是檢查糞便，所以不會讓人感到不舒服，需要的時間也很短，但卻可以大幅降低死亡率，在減少因大腸癌而死亡的人數上，能發揮極大的功效。然而，若想得到這麼好的效果，前提是「每年都要做篩檢」才行。但當前的情況是，有不少人都是「幾年會去做一次篩檢，但不會每年做」。像這類不定期接受篩檢的人，可以預期他們當中有不少人應該純粹是不知道「原來大腸癌篩檢要每年做」，或「雖然知道每年都要做，但覺得很麻煩」的人。對於那些好幾年才做一次篩檢的不定期受檢者來說，「（他們覺得）自己已經有好好去做篩檢了」。但假如他們因癌症過世的話，和那些完

全不做癌症篩檢，或忽視篩檢必要性的人相較起來，前者蒙受的損失和後悔的情緒肯定會更加強烈。因此，把「偶爾才去做大腸癌篩檢的人」藉由行為改變，使其成為「每年都去做大腸癌篩檢的人」，應該會是當事人也贊同的政策介入。

東京都八王子市採取的方法是：對去年有來做大腸癌篩檢的人，在每年舉行篩檢前的五月底，市府會自動寄送檢查糞便的檢便工具給他們。原本希望做大腸癌篩檢的人，要先打電話到住家附近的醫療機構預約，然後自己過去拿檢便工具。像八王子市的做法，讓民眾不需要事前申請，工具就會自動送上門——這樣的改變讓人們能少出門一趟，預計可以提高接受篩檢的比例。也就是說，為了提升接受篩檢的比例，對需要接受大腸癌篩檢的全體居民（四十歲以上的男女），於事前寄送檢便工具的做法，或許在某種程度上能看到效果。

然而，對中核都市的八王子市來說，收件人口（四十歲以上的男女）多達三十四萬之眾，而且其中推測約有四成的人，會在自己的職場中接受大腸癌篩檢，所以如果向目標全體發送檢便工具的話，極有可能會造成浪費的情形發生。因此若想提高預算的有效使用率，有必要把收件對象鎖定在「收到檢便工具後，比較可能去使用的人」身上才行。而這些人，就是那些去年有去做大腸癌篩檢的民眾。一般來說，在紀錄上完全沒有

做過市政府舉辦的癌症篩檢者，可能是對此事毫不關心的人，或是在職場中已經做過同樣檢查的人。相反的，因聽從市府的輔導而去做篩檢的人，比率相當低。有鑒於此，八王子市決定從二〇一六年開始，主動寄發檢便工具給去年做過大腸癌篩檢的人。

但即便這個做法是有效果的，也不表示去年做過篩檢的人，今年也會這麼做。事實上，在收到檢便工具的人之中，只有約七成的人去做篩檢。於是在二〇一六年時，八王子市決定以「五月時有收到檢便工具，但到了十月還沒做篩檢的人」為對象，執行大腸癌篩檢促進計畫。具體的做法是：從收到檢便工具的人群中抽出沒有去做篩檢的人，然後向他們寄出「催促去做篩檢」的明信片，接著檢視到篩檢結束後隔年的一月底為止，看看收到明信片的人群中，有多少人去做了篩檢。

促進計畫的明信片內容共有兩種類型，A型為「只要今年有做大腸癌檢查，明年還會收到政府寄送的檢便工具」；B型為「如果今年沒有做大腸癌篩檢，明年就不會收到政府寄送的檢便工具」（請見圖5-1）。

到了十月份，仍未做篩檢的共有3899人，市府以任意的方式將他們分為兩個組別，然後對這兩組人分別寄送A、B兩種不同類型的明信片。接著到隔年一月底時，再藉由去做了篩檢的人數，來檢證明信片內容的效果。從結果來看，扣除在明信片發

送前已經做過篩檢的人數，收到A類型明信片的1761人之中，有399人（受診率22．7%），收到B類型的1767人中，有528人（受診率29．9%），去做了大腸癌篩檢。

損失框架帶來行為的繼續化

這種做法的結果，可以用第2章所介紹「展望理論」中的損失規避來做解釋。類型A的內容強調的是，接受大腸癌篩檢可以持續得到好處的利得框架。與之相對的，類型B的內容強調的是，到目前為止所享受「政府自動發送檢便工具」的行政服務，可能在今年因自己的行為而被取消的損失框架。如果不去做篩檢的話，可以確定將會蒙受失去從明年起，原本可能得到行政服務的損失。類型B的內容除了強調自動發送檢便工具這項預設值，還表示若收件人不採取寄回檢便工具的行動，這項預設值就會消失。這樣一來，許多人就會切身感受到，無法再透過自動發送檢便工具來做篩檢，而想迴避當下的損失，於是就會做大腸癌的篩檢。

在一般常見的「健康促進」活動中，大部分採用損失框架者想得到的框架效果為：藉由和對象傳達「如果置之不理的話是會生病的」等這類強調在未來的損失，藉此做為

圖 5-1　兩種類型的「大腸癌篩檢促進計畫」明信片

類型 A
（明信片背面）

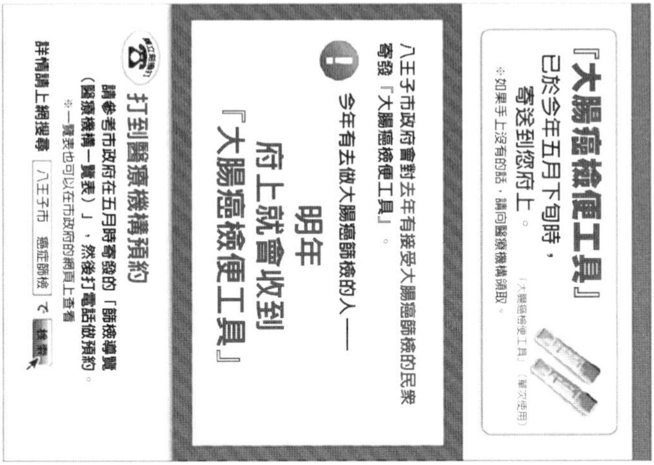

類型 B
（明信片背面）

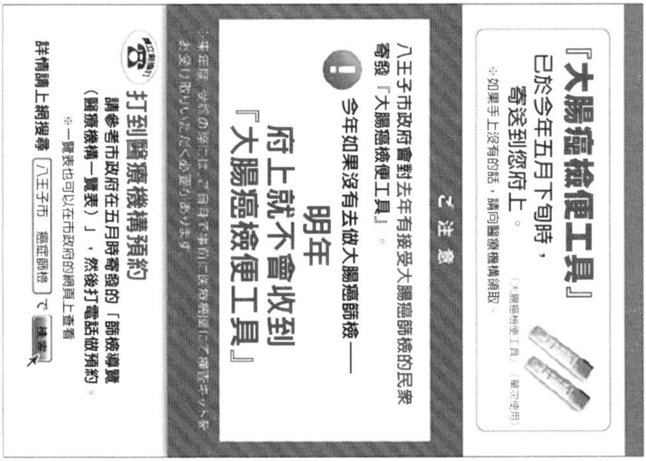

說服的方式。但在此次的事例中，則是採取了具體提示和當下時間點較近的短期損失，來引導人們做出決策和行為改變。透過此次的事例可以讓我們了解到，針對健康行為的行為改變，把損失框架設計得更為具體的話，所能得到的框架效果。尤其是對行為改變的目標對象來說，明確告訴他們會產生什麼損失，然後把文字內容放進明信片的文字框裡，這樣就能具體設計出為了達成行為改變所做的溝通。當期待的健康行為很明確時，只要像這樣把為了達到損失規避的框架做細部地配置，就能透過持續「助推」該健康行為，來實現維持或持續性的改變。

（福吉潤）

3　接受乳癌篩檢的行為改變：行為改變模式、助推和框架效果

透過「粉紅絲帶」（pink ribbon）等推廣、普及乳癌篩檢活動的努力，乳癌和乳癌篩檢已經廣為世人所知，然而到了二〇〇七年時，日本國內實際接受乳癌篩檢的比率卻只有20．3％，相比英國的73．8％、美國的51．0％、韓國的45．8％，數字很不理想[9]。於是日本政府在二〇〇八年制定的「癌症對策基本計畫」中，把接受乳癌

篩檢的目標數字設定為50%。接下來，厚生勞動省的研究團隊[10]，採用了行為改變的理論和框架效果，進行以提高乳癌篩檢比率為目的的研究。

為了改變「接受乳癌篩檢行為」所實施的行為改變介入研究

首先，我們的團隊採用的是行為改變理論中的跨理論模型，為了掌握乳癌篩檢對象的心理和行為特性，採取了訪談和問卷兩種方式進行調查。結果我們發現：可以把「打算去做乳癌篩檢」這種關於是否有目標的「目標意圖」，和「打算找個時間看是要去哪裡做篩檢」，也就是為了去做乳癌篩檢有具體計畫的「執行意圖[11]」，以及關係到對癌症感到「恐懼／不安[12]」的三種因素相互組合，然後把乳癌篩檢的對象，區分為五種類別：

1. 已經持續在接受乳癌篩檢的類別。
2. 有計畫要找個時間看是去哪裡做篩檢，擁有執行意圖的類別。
3. 雖然想去做篩檢（擁有目標意圖），但具體來說，還沒想好要去哪裡做（沒有執行意圖）」的類別。
4. 沒有要去做乳癌篩檢的打算（沒有計畫意圖）。因為擔心自己罹癌，害怕藉由

篩檢發現癌症（對罹癌有相當高的恐懼／不安）的類別。

5. 沒有要去做乳癌篩檢的打算（沒有計畫意圖）。因為一點都不擔心自己會罹癌（對罹癌的恐懼／不安相當低）」的類別。

根據針對相同對象進行追蹤調查的結果顯示：依據類別的不同，一年後實際上確實有去做乳癌篩檢的比率也不相同，比率由高到低，剛好和類別的順序相同[13]。

為了提高接受乳癌篩檢的比率，對於不同心理／行為特性的類別，有必要採用相異的方法才行。於是針對每個不同的類別，研究團隊以它們個別的特徵為基礎，完成了呼籲接受對象來做乳癌篩檢的不同宣傳內容並進行發放，然後實行有做受診率比較地區的介入研究[14]。這個地區介入研究由某個城市的行政單位來執行，以過去兩年之間「沒有去做乳癌篩檢」的五十一至五十九歲（排除五十五歲），共1859位女性為對象；而過去兩年內有持續去做乳癌篩檢的類別，則不在研究團隊介入的對象中。

進行調查時，研究團隊把相當有可能會去做乳癌篩檢、無須高度介入有執行意圖的類別，和沒有執行意圖但有目標意圖的類別統合起來，設為A組。把沒有計畫意圖、對罹癌有高度恐懼／不安的類別設為B組；而沒有計畫意圖、對罹癌的恐懼／不安程度相

當低的類別設為C組。針對A、B、C三個組別，製作了不同的宣傳內容、鼓勵接受對象去做篩檢的傳單（圖5-2）。

在製作傳單內容時，研究團隊使用的是社會行銷中的「形成性研究」（formative research）——在對從不同類別中挑出的對象進行訪談的過程中，一邊觀察她們對內容的反應，然後設計具有對應效果的內容。

發送給A組的傳單裡標明篩檢的流程和地點，是能提高「執行意圖」的內容；發送給B組的傳單內容為一方面強調女性罹患乳癌的可能性（「在日本女性中，每20人就有1位罹患乳癌」），同時傳達出「乳癌只要早期發現並接受治療，有90%的機會可以治癒」——這種強調接受篩檢可以得到好處的利得框架內容。

發送給C組的傳單裡，和B組一樣也提示了罹患乳癌的可能性，並使用損失框架的文字——「因為太晚才發現而錯過了治療，造成每年有1萬名以上的日本女性因乳癌過世」，藉此強調不去做篩檢會產生的損失。而且傳單的設計還使用深藍色的X光圖片，加深了對於事態嚴重性的表現。像這樣的「正向框架」和「負面框架」，是在第2章所提到的展望理論中所期待得到的框架效果。

接著，我們實際把三種傳單分別寄送給對應的A、B、C三組（個人化的介入

組），然後也把地方政府原來所使用的文宣內容，寄給同樣的A、B、C三組（控制組），然後比較該年度中乳癌篩檢的就診率。從結果可以明顯看出，個人化的介入組（19．9%）就診率比控制組（5．8%）高[15]，具有統計上的意義（圖5-2）。

形成執行意圖的「助推」

這裡我們試著用行為經濟學的概念，來整理一下這次的介入研究。首先，A組裡的人都已經了解乳癌篩檢的重要性了，但就是覺得要採取行動有點麻煩。因此對於A組，我們盡可能減少介紹罹患癌症的可能性和嚴重性，以及接受篩檢會帶來的好處等內容。而是做成一張把內容連結到形成「執行意圖」的篩檢流程圖，然後附上接受篩檢地點的資訊。這種做法是把「預約接受癌症篩檢」設為預設值，然後提示讓人們容易做出「去做篩檢」這個選項的內容，其中應用了助推的方式。

在這次的傳單中，我們雖然有配置一個個人可以去做篩檢的機構欄位，但實際上或許沒有多少人去關注其內容。但有關癌症篩檢的流程，傳單中所做的資訊整理和所強調的內容，對形成執行意圖應該是有起到作用的。

另外，被分類在A組的人「雖然打算今年一定要去做篩檢，但還是沒有去成」，可

圖 5-2　為了「提高乳癌篩檢比率」所進行的介入研究結果

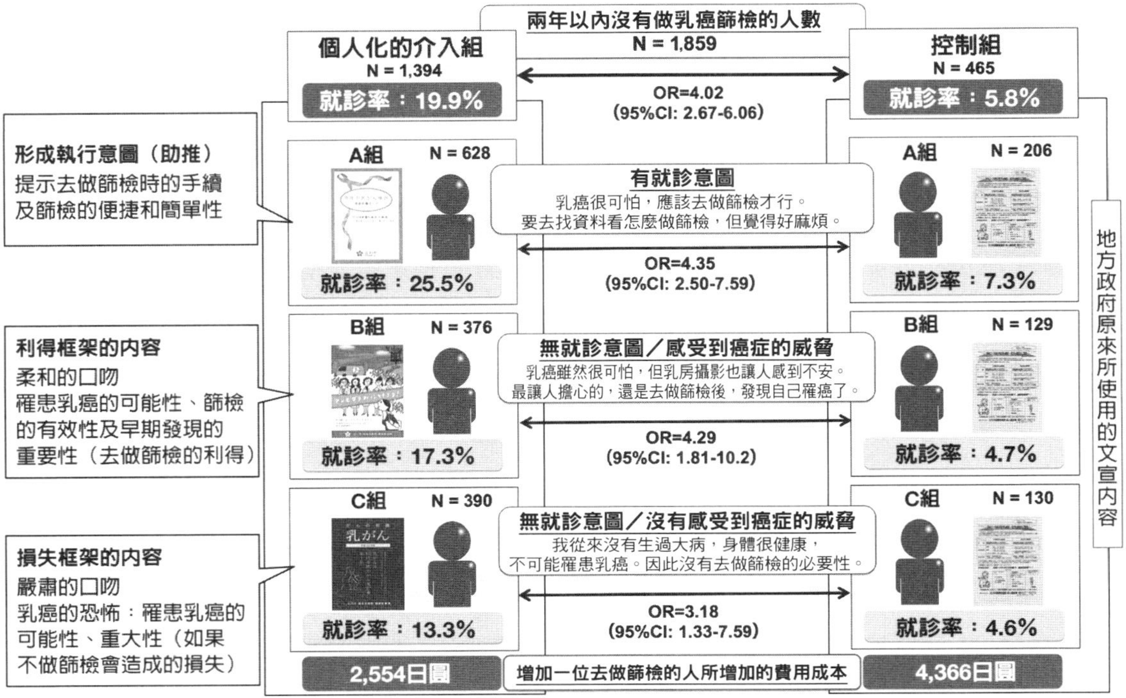

將其視為是第2章所謂「當下偏誤」較高的族群。要想引導具有當下偏誤的人，使用「承諾」的方法是有效的，而以提高執行意圖為目的所設計的資訊提供，也是提高對象承諾的一種方法。在此次的地區研究中，我們想透過設計傳單來達成上述的目標，但如果能透過網頁連動，以及使用智慧型手機來獲取資訊等方式來提高承諾的話，應該還能創造出效果更好的方法。

框架效果和參照點

框架效果也是這次介入研究鎖定的目標。對於罹患癌症感到恐懼／不安的B組，使用**利得框架**強調接受篩檢的好處——「乳癌只要早期發現並接受治療，有90%的機會可以治癒」；對於沒有感受到癌症威脅的C組，使用損失框架強調不做篩檢會造成的損失——「（因為沒有去做篩檢）每年有一萬名以上的日本女性因乳癌過世」。

因為對癌症感受到的恐懼／不安程度並不相同，因此不同的組別也會以相異的價值基準，做為對應事情的參照點（圖5-3）。對於B組的人來說，她們是以「說不定自己已經罹患乳癌」這種消極的狀態為參照點。也就是說，只要不去做篩檢，就可以得到不用去面對自己是否已經罹患癌症的好處，因此研究團隊要做的是，把接受癌症篩檢的好處

讓她們知道；面對B組時，我們則不能使用針對C組的損失框架，因為這麼做有可能會提高她們對癌症的恐懼心理，進而產生負面的情感，所以要盡可能避開。

另一方面，C組的人以「自己的身體很健康，沒有理由得病」這種積極的狀態作為參照點。對她們來說，去做乳癌篩檢不但沒有任何好處，反而會增加目前生活的負擔（去做篩檢所需花費的時間和費用），所以是會產生損失的事情。為此，研究團隊希望藉由加入清楚告訴她們罹患乳癌風險的內容（「在日本女性中，每20人就有1位罹患乳癌」），來達到把參照點從「自己的身體很健康，沒有理由得病」轉換為「說不定自己已經罹患乳癌」，然後再加上「因為太晚才發現而錯過了治療，造成每年有一萬名以上的日本女性因乳癌過世」，直接告訴她們沒有去做乳癌篩檢會產生的損失。但實際上從介入之後所得到的結果來看，C組的就診率仍是三組之中最低的。

於是我們了解到，僅僅只靠一則傳單內容，很難讓人們自覺到罹患癌症的風險，以及因不去做篩檢所帶來的長期損失。為了讓C組的人能夠更加感受到風險，可以試著把「20人就有1位罹患乳癌」的內容，改成像是以居住在人口10萬人的都市居民為對象，提出類似「在妳居住的城市裡，有5000位乳癌患者」這樣強調患病機率的宣傳內容，如此一來或許能起到更大的效果。

圖 5-3　在接受乳癌篩檢上呈現出的框架效果

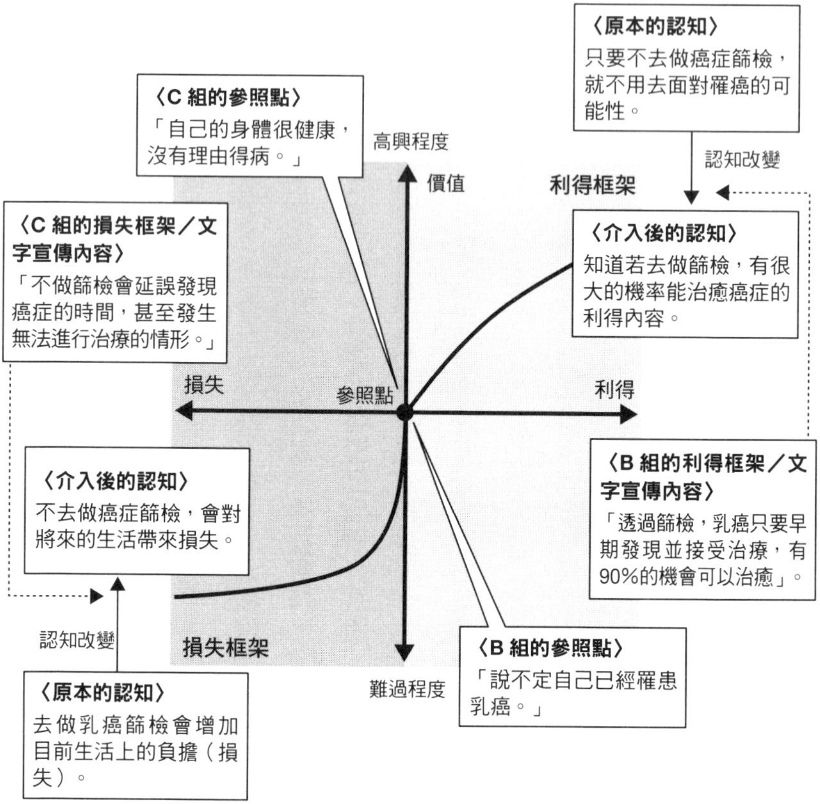
〈原本的認知〉
只要不去做癌症篩檢，就不用去面對罹癌的可能性。
認知改變
〈C 組的參照點〉
「自己的身體很健康，沒有理由得病。」
高興程度
價值
利得框架
〈介入後的認知〉
知道若去做篩檢，有很大的機率能治癒癌症的利得內容。
〈C 組的損失框架／文字宣傳內容〉
「不做篩檢會延誤發現癌症的時間，甚至發生無法進行治療的情形。」
損失
參照點
利得
〈介入後的認知〉
不去做癌症篩檢，會對將來的生活帶來損失。
〈B 組的利得框架／文字宣傳內容〉
「透過篩檢，乳癌只要早期發現並接受治療，有90%的機會可以治癒」。
認知改變
損失框架
〈B 組的參照點〉
「說不定自己已經罹患乳癌。」
難過程度
〈原本的認知〉
去做乳癌篩檢會增加目前生活上的負擔（損失）。

另外，像「錯過這次機會，就不能再接受癌症篩檢」，這種明確強調短期內損失的作法雖然可能有效，但要實際拿來使用的可能性卻不高。無論如何，今後我們仍然需要藉由行為經濟學式的研究，來檢證理論的有效性。

（平井啓、石川善樹）

4 預防肝癌的肝炎病毒檢查：佐賀縣的肝炎病毒宣傳活動

為了預防肝癌，就要接受肝炎病毒治療

出現在肝臟的癌症，共有幾種不同的類型，其中又以肝細胞癌最常見。引發肝細胞癌的主要原因並非來自飲酒等生活習慣，其中有八成是病毒性肝炎，而透過C型肝炎病毒感染的C型肝炎，又占了病毒性肝炎中的六成；此外，透過B型肝炎病毒感染的B型肝炎則約占了二成。要想降低肝癌的死亡率，需要快速地採取以下三個步驟。

1. 接受調查肝炎病毒感染時的肝炎病毒血液檢查（受檢）

2. 檢查結果若呈現陽性，有受病毒感染風險的話，就需要進一步接受精密檢測（受診）。

3. 感染一經確認，就要開始接受抗癌藥物的抗病毒治療（受療）(16)。

其中，佔了肝癌發生原因中最主要的C型肝炎，在較少接觸到血液的一般生活中，其感染的可能性相當的低。若是在血液檢查和精密檢測這兩個階段被確認感染的話，目前已經可以使用低副作用、新穎的口服C型肝炎治療藥物，在二至三個月的治療期間內，就有95%的可能性把肝炎病毒排出體外了。因此，作為地方公眾衛生學上的政策，如何確實去推動這三個步驟，對於減少從C型肝炎發展到肝癌上起到重要的作用。

在地方上推動肝炎病毒檢查（受檢）

佐賀是日本是肝癌死亡率最高的一個縣，死亡率第一高的頭銜在二〇一七年時已經連續蟬聯十八年了，但在這段時間內，縣政府其實也曾實行過許多對策。例如，佐賀領先日本其他縣市，於一九九〇年開始推行「肝病診療事業」。儘管如此，縣民之中接受肝病毒檢查的比率卻只有50%，其中尤以四十至五十多歲等勞動人口的數字最為低

落。於是從二〇一三年起，以縣政府為核心，開始在縣內集結包含民間企業和媒體在內的團體，藉由多種不同類型職業的合作，來進行宣傳活動。具體來說，為了引起原本毫不關心此事的縣民們注意，相關單位找來地方上的偶像明星製作宣傳廣告。並且持續散發經過事前調查、確定能發揮功效的宣傳內容。

為了讓民眾更容易覺得這是「自己的事」，政府還找來地方上農業和漁業的從業人員，以及地方企業來贊助演出，使用方言、具有親和力的六支電視廣告，開始在電視上播放；縣裡有超過五千個地方張貼了宣傳海報。除此之外在不同的地點、場合，還藉由演說來進行宣傳。結果在二〇一三年時，去做肝炎病毒檢查的比率真的成長了，而且和前一年相比，接受肝炎病毒免費檢查的人數也大幅增加[17]（圖 5-4）。

從上述的內容可以知道，實際去做檢查時會經歷的抽血等流程，對受檢者來說並不構成他們不去做檢查的阻礙。我們認為重點在於，呼籲民眾去做檢查的「助推」資訊，若是受檢者所熟悉的內容，再配合使用多元的方式進行傳播的話，就能在某個地區形成社會規範。

推動確認為陽性反應後的精密檢查（受診）

二〇一五年時佐賀縣的肝炎病毒免費檢查，藉由醫療機關和職場檢查，新發現了88人的HCV（C型肝炎病毒）抗體為陽性。而在這88人中，有再去做精密檢查的卻只佔了45．5%（40人）而已，這件事凸顯出被受檢為陽性之後，如何提升接受精密檢查的就診率，成為一個重要的課題[18]。為了把原因調查清楚，佐賀縣對801位確認HCV抗體為陽性的民眾（以下稱為陽性者）發送問卷進行調查。最後從調查結果得知，要想提高接受精密檢查的就診率，除了需要陽性者對C型肝炎病毒感染的嚴重性有明確的認識外，來自家人和身邊醫師的鼓勵也是必須的。

從問卷中可以清楚歸納出以下五點內容：第一，雖然有89%的陽性者清楚知道自己被C型肝炎病毒感染，但還是有8%的陽性者忘了這件事；第二，在回答有去做精密檢查的603人中的62%，曾被家人和身邊的醫師告知「就算沒有出現任何症狀，還是需要去做精密檢查」，因此可以推測在這些陽性者身邊，有人會鼓勵他們去做精密檢查；第三，沒有去做精密檢查的56人中，只有32%記得身邊有人曾勸他去做精密檢查；第四，關心檢查的結果、能夠理解這是需要接受治療的疾病，以及了解精密檢查

圖 5-4　藉由媒體組合與多種不同類型職業的資訊散播，讓去做肝炎病毒檢查的人數成長

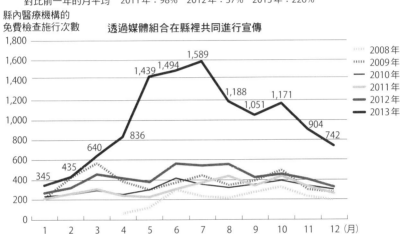

資料來源：佐賀縣健康增進課

的內容，這三點可視為是陽性者去做精密檢查的動機；第五，有些人做完精密檢查後卻不再回去復診，其中有半數以上是因為醫師告訴他們「不用定期來醫院也可以」或是「做追蹤」就好。其次，是對「沒有症狀」等C型肝炎病毒的感染，缺乏嚴重性的認識。

促進抗病毒治療（受療）

為了找出接受精密檢查後，接著去做抗病毒治療（受療）的促進因素和阻礙因素，研究團隊向佐賀縣掌握到有領取抗病毒治療補助金的人及沒有領取的人，發送問卷進

行調查。從結果我們發現，沒有接受治療的陽性者和有接受治療的相比起來，存在著三種類型。首先是擔心自己無法向職場請假的人，其次是認為肝炎病毒會自然排出體外的人，最後是不知道使用「治療費助成制度」，就能以較少的費用接受治療的人[19]。

從醫師那邊的態度，我們也了解到是什麼因素影響接受治療的人（以下稱受療者）做出決策——拿受療者和未受療者相比，前者不只有從醫師那聽取有關治療的口頭說明，還會閱讀傳單等容易理解的說明文字，而且在被確定為陽性時的時間點，接受到這些說明尤其重要[20]。

此外，自二〇一四至二〇一七年為止的調查中，我們也了解到：如果人們能夠認識到C型肝炎病毒感染的「嚴重性」、精密檢查和治療的「必要性」，以及應該盡快去接受治療的「緊急性」，很自然地就會去接受精密檢查（受檢）和抗病毒治療（受療[21]）。

透過訪談調查，我們進一步理解：在宣傳接受抗病毒治療時，若使用「治療」一詞，會讓人覺得不太自在（違和感），因此相較於「治療」，使用「排除病毒」這類簡單好懂的表現，例如平易近人的「擊敗病毒」，會讓人比較容易理解。因為我們推測，這樣的語言表現形式在使人接受抗病毒治療的決策上會起到作用，於是我們想透過網路來做量化的調查研究，用以檢證改變語言表現後的效果[22]。為此，我們製作了一張包含

圖 5-5　收到傳單的群體和單獨使用新藥來降低治療門檻的群體相比，受療率較高

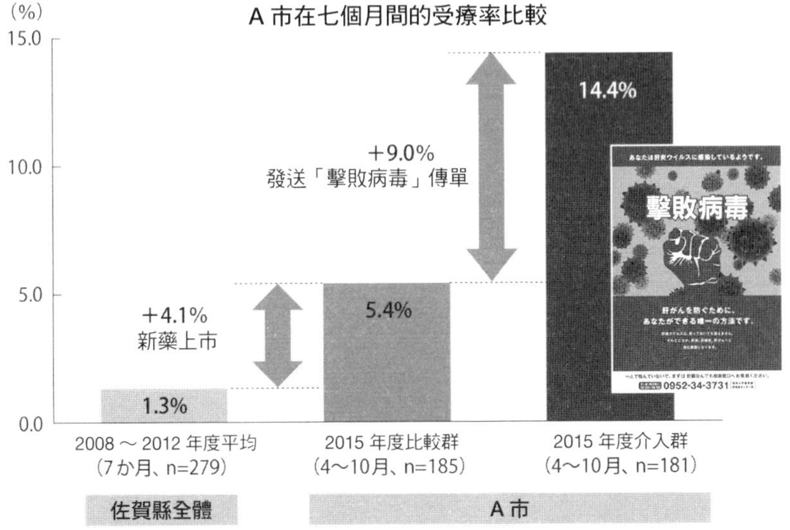

資料來源：佐賀縣健康增進課、佐賀大學肝病中心

需要的資訊、能對行為改變產生影響的說明文字，以及表現方式在內的傳單（圖 5-5）。然後，為了要檢視傳單的效果，關於收到和未收到這張傳單的群體，在接受診療的比率上（受療率）有何差異，我們在地方政府的協助下進行了隨機對照試驗。從結果可以知道，沒有收到傳單的群體受療率[22]為 5.4%，而收到傳單的群體呈現出較高的 14.4%（$p < 0.05$），由此可以確認傳單對陽性者有起到促使他們去接受治療的效果（圖 5-5）。

從這個結果來看，我們認為傳單已經把病毒感染所帶來的嚴重性（亦即將來自己的健康會遭受的損失），以及為了規避損失而採取精密檢查和治療的必要性，然後是需要盡快排除病毒的緊急性等這些會造成短期內損失的訊息，確實傳達給C型肝炎病毒陽性者知道了。此時，為了規避損失的做法是接受抗病毒治療，而接受治療的重要性不能只以「去做治療吧」這種方式來做宣導，而是要讓陽性者了解到「現在你的體內有病毒，這個病毒會讓你的未來蒙受損失」；另外，要是能在傳單中放進「只要清除病毒，就會對自己帶來好處」的內容，則更能提高發揮在宣傳上的效果。

為了促進抗病毒治療（受療）採取的溝通方式

C型肝炎病毒的陽性者為了要去除最終可能發展為肝癌的風險，需要「受檢」（接受C型肝炎檢查），若呈現出的結果為陽性的話，就要到醫療機關「受診」，進一步還得採取「受療」（抗病毒治療）才行。而這個過程若想得到適時且有效的推廣宣傳，有賴溝通方式（助推）發揮作用。

我們認為，提供給接收對象的宣傳內容，需要明確顯示出將來患病的風險程度、將來在病症發生時會造成的損失，以及為了去除將來的損失所要做的事情，此外，若能再

提示短期內會遭受的損失，則可以進一步提高推廣宣傳的效果。而為了傳遞這些訊息，由和陽性者及患者有直接接觸、能起到這樣作用的醫護人員來執行也很重要。日本政府從二〇一一年起，開始進行全國性的肝炎醫療協調員（coordinator）養成與配置，做為厚生勞動省的推進事業。由公共衛生護理師、護理人員和藥劑師開始，輔助醫護人員／事務職員、藥局的藥劑師和實施健康檢查機構的公共衛生護理師等，開始承擔起這項工作。像這種肝炎醫療協調員，在面對對象群眾時，可採取理想的「受檢」、「受診」、「受療」做法——只要從背後輕推一把（助推），就能為肝炎醫療的促進上做出巨大的貢獻，讓我們拭目以待。

（江口有一郎）

5 為了促進「接受癌症篩檢的行為改變」所做的溝通

在本章中，筆者以大腸癌、乳癌和肝癌為例，說明要想預防這些不同類型的癌症，需要進行受檢（癌症篩檢）、受診（病毒檢查）和受療（接受治療）。而為了能讓群體的行為發生改變，利用助推、框架效果等行為經濟學中的理論，就能打造出一個溝通的

架構。

這裡有兩個共通的重點：第一，需要具體了解目標行為和對象之間，在行為經濟學上的特徵；第二，具體設計出一個能夠配合目標行為和對象之間，在行為經濟學的特徵上可以進行溝通的架構。因為不管採取目標行為與否，都會產生不同的利得和損失。所以在把利得和損失具體化後，因對象群體身上存在著相異的價值觀（例如行為經濟學中，延遲之類的特性和參照點），所以我們必須在事前先弄清楚，因對象群體不同而產生的損失與利得有何差異。為此需要藉由訪談調查，來收集更詳細的資訊。

只要能具體理解目標行為和對象之間在行為經濟學上的特徵，就能運用這些資訊，設計出一個完整的溝通架構。首先，在目標行為的行為改變上，要先找出改變的契機，這需要經過詳細討論，看看是否能形成「助推」的結構。本章在大腸癌篩檢那一節中，提到把「預約篩檢」設定為預設值，如果不這麼做的話就會產生損失的情況，當作活用損失規避的助推方式；在乳癌篩檢那一節中，為了讓人們能想到篩檢時的順序，而使用了能產生執行意圖的流程圖，這是活用「承諾」這種助推的手法；在預防肝癌那一節中，利用大眾傳播的力量，讓接受病毒檢查（受檢）成為預設值，在對象區域中逐步形成一個社會規範，然後透過職場同事等較親近的人，來鼓勵對象群體去受檢、受診，完

成地區整體的溝通架構。

另外，不論是否採取目標行為，只要呈現出的利得與損失都很明確的話，就能把運用了這些內容的框架效果，以有意圖的訊息做為介入的方法，放進架構之中。就像大腸癌篩檢的損失框架和為了要讓人們接受C型肝炎的病毒治療那樣，只要可以把對象群體的特徵明確化，就能完成共通的框架，製作出用做宣傳的內容。進一步來說，就像在乳癌篩檢那一節中提過的，在可能的範圍之內把對象群體分類，針對不同類別使用不同的文字內容，則會帶來更好的效果。

（平井啓）

第6章

為什麼子宮頸癌的預防行為遲遲無法推進呢？

【本章重點】

- HPV疫苗接種和子宮頸癌篩檢之所以沒有進展，問題可能就出在「可得性捷思法」。
- 一般人直到要接種疫苗之前都會傾向觀望，這個現象可以用「同儕效應」來說明。
- 要是能把做為判斷基準的參照點，從現在的健康狀態變更為「罹患子宮頸癌的嚴重性」，或許就能推動人們採取預防行為了。

〈某間婦產科診所內的對話〉

婦產科醫師：「現在有許多年輕女性都罹患了子宮頸癌，然而，市面上其實已經有一種疫苗可以預防HPV（人類乳突病毒）的感染了。從小學六年級到高中一年級的學生都是定期接種的對象，不知道令嫒有沒有去接種了呢？」

女兒是國中生的女性患者：「這種疫苗的副作用好像很嚴重耶，我已經在電視上看過好幾次相關報導了。因為總覺得很恐怖，所以我就沒讓女兒去接種了。其實我不常聽到關於子宮頸癌的事，我想我女兒應該也不會得到才對，所以也就沒有特別勸她要去做篩檢。倒是我經常聽到乳癌的事，因為很可怕，所以我有和女兒說過，長大以後要好好去做檢查才行。」

婦產科醫師：「……」

上面這段對話，是一位前往某婦產科診所看診的女性和她的醫師之間的對話。這位女性很關心乳癌的事情，也知道去做篩檢的重要性，但她對子宮頸癌卻一副老神在在的樣子。她除了缺乏對子宮頸癌篩檢的認識，還從媒體上得到許多關於能夠預防子宮頸癌

ＨＰＶ疫苗的副作用訊息，因此不打算讓女兒接種該疫苗。為什麼子宮頸癌篩檢的重要性這麼不為人所知，而且應該做定期接種的ＨＰＶ疫苗乏人問津呢？

在這一章中，讓我們來看看醫療決策過程中的結構吧。在此之前，筆者要先解說子宮頸癌是如何發生的，接著是ＨＰＶ疫苗和篩檢如何和預防工作連結，最後是現在發生了什麼問題。

1　子宮頸癌與ＨＰＶ病毒

不少得到子宮頸癌的人，是透過性行為讓ＨＰＶ病毒感染到子宮頸部細胞所造成的[1]。ＨＰＶ有許多不同的類型，目前已知的就超過了一百種以上。尤其是惡性度較高的ＨＰＶ－16．18型，在國外檢測出的子宮頸癌病症中約占了70％[2]，日本國內則為60％[3]。

雖然日本在導入子宮頸癌篩檢後，國內的患者已經逐漸減少，但最近幾年卻出現了反轉的情況。根據日本國立癌症研究中心的調查，子宮頸癌患者人數的增加，在二十到三十多歲的人群中尤為顯著。從最近的資料來看，日本國內每年約有1萬人被診斷罹患

圖 6-1　年輕女性中子宮頸癌的罹患率／死亡率都在上升

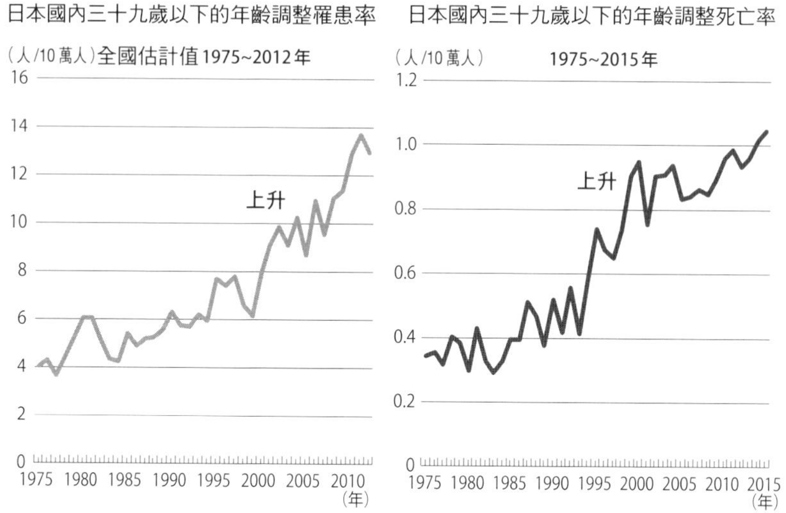

資料來源：http://ganjoho.jp/professional/statistics/statistics.html

子宮頸癌，其中約有２８００人因此而過世[4]。

2　預防子宮頸癌的方式

子宮頸癌會從被ＨＰＶ感染開始，慢慢地逐步惡化。也就是說，在ＨＰＶ持續感染下，從癌前病變發展到浸潤癌（也就是子宮頸癌），通常會經過好幾年的時間。子宮頸癌篩檢的目的，就是要找出成為浸潤癌之前的癌前病變，然後透過治療來防止浸潤癌的發生。另外，ＨＰＶ疫苗能夠藉由預防ＨＰＶ感染，來

圖 6-2　子宮頸癌的發生和預防

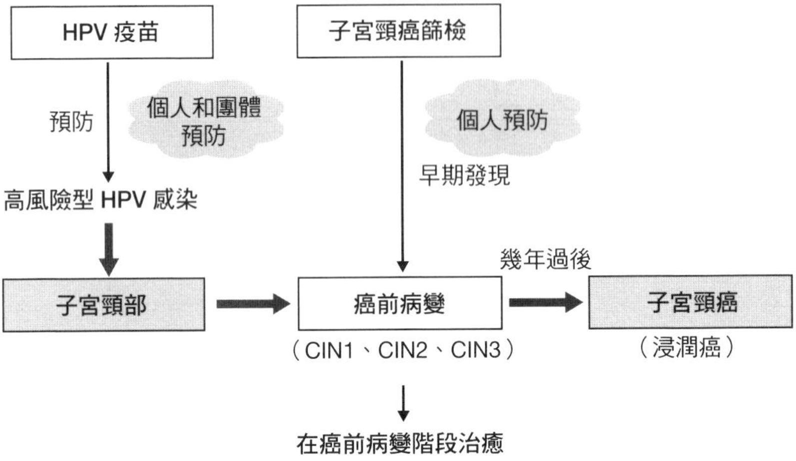

阻止癌前病變的發生。目前在日本有兩類可以接種的HPV疫苗，分別是二價HPV疫苗和四價疫苗。

前者可以預防來自HPV－16・18型兩種病毒的感染；後者可以預防來自HPV－6・11・16・18型四種病毒的感染。雖然一般認為HPV－6・11和癌症的發生沒有關係，但正如前面提到的，HPV－16・18兩型約占了日本國內檢測出子宮頸癌病例中的60%，所以我們可以認為日本的HPV疫苗對減少子宮頸癌的效果也只有60%。

目前在日本，罹患子宮頸癌的年齡層有年輕化且頻率增加的趨勢。伴隨著女性晚婚／晚產化的現象，在結婚／

懷孕／分娩前罹患子宮頸癌已經不是新鮮事了。一般來說，除非在癌症相當初期的階段就發現了，不然一經確診為子宮頸癌，接受全子宮切除手術和放射療法後，女性就不能再生育了。而且就算是做僅切除部分子宮頸部的手術（子宮頸錐狀切除術）而保住了子宮，從統計數字上還是可以看出，患者日後早產的機率會顯著的增加。

其實僅靠接種疫苗和篩檢，是足以預防子宮頸癌發生的。接種HPV疫苗可以預防HPV－16．18型的子宮頸癌，讓發生率降低六成。如果是受到疫苗無法防禦類型的HPV感染的話，只要持續去做子宮頸癌的篩檢，幾乎都可以在形成癌前病變前得到診治，不至於會發展到子宮頸癌的程度。

3 日本國內的子宮頸癌篩檢問題

拿日本國內去做子宮頸癌篩檢的就診率和歐美國家相比，數字會顯得相當難看。尤其是年紀小於二十五歲的女性，就診率竟然只有10％上下。因為子宮頸癌和其他癌症相比之下，年輕的罹患者較多，因此女性從二十多歲起就應該去做篩檢。但因為一般來說，罹患癌症的族群通常為中、高齡者，所以二十多歲的女孩很難想像自己會罹患子宮

頸癌。有些女性透過電視上的鎮痛藥廣告，容易意識到會引起生理痛的子宮筋腫和子宮內膜異位症，進而促使她們會去婦產科就診，但生活中卻少有會讓她們注意到的子宮頸癌篩檢資訊。

同樣是女性特有的癌症──乳癌經常能成為媒體的焦點。每當有公眾人物罹患乳癌的消息上了新聞，就會有許多人跑去接受篩檢。但因為子宮頸癌不常被媒體關注，過去也沒有充分的資訊可供參考，所以一般人會覺得子宮頸癌篩檢並不特別重要。筆者認為這是受到**可得性捷思法**的影響，過度低估了疾病的嚴重性和篩檢的重要性。此外，因為去做篩檢的比例偏低，身邊僅有少數的人有經驗，所以無法用**同儕效果**來做推廣篩檢的方式。

4 日本國內的HPV疫苗問題

日本國內從二〇一〇年開始，HPV疫苗納入「疫苗接種緊急促進事業」，由國家和地方政府拿出公費補助款，以國中一年級到高中一年級的學生（或相應年齡）為對象，提供價格低廉的疫苗接種服務。雖然不是在校內接種疫苗，但全國的接種率仍維持

相當高的水準。

在一九九四至一九九九年間出生的女性，約有七成接種過HPV疫苗。到了二〇一三年四月時，原本以小學六年級到高中一年級（或相應年齡）的學生為對象要進行定期接種，但媒體上卻開始輪番報導，接種過HPV疫苗後出現的多種症狀——這就是所謂的「副反應報導」。同年六月，厚生勞動省決定停止「積極推廣接種疫苗」。此後，HPV疫苗的接種率急速下降，呈現幾乎停擺的狀態，直到今天（二〇一八年四月）仍是如此。這與澳洲以十二、十三歲的男女為接種對象，約有75%已完成三次接種相比，可以看出兩國的差異。

全球普遍認同HPV疫苗的安全性和有效性，WHO（世界衛生組織）的諮詢委員會指出，日本持續「停止積極推廣接種疫苗」的決策，缺乏有力的理論依據，甚至為此發表聲明批評日本的做法，因為若不使用這些有效而安全的疫苗，日本就有可能得面對罹患子宮頸癌人數增加的風險(5)。此外，全球著名的學術期刊也發表了支持HPV疫苗的言論(6)。然而上述這些資訊，媒體卻幾乎沒有報導。

根據厚生勞動省的部會／審議會資料可以知道，HPV疫苗的總接種次數（推估）為889．8萬次，其中由醫師回報出現的（疑似）重症狀態，不論是出自二價或四價

疫苗，比例都只有０．００７％而已，也就是在十萬次接種中才出現七件[7]（如果是以接種人數來計算的話，為１０萬人中有５２．５人[8]）。厚生科學審議會提出的觀點認為，因接種時的疼痛所引發的惡性循環（災難性思維），會在人身上出現疼痛、緊張、恐懼、不安等不適的症狀，也就是說，功能性身體症候群是這些症狀發生的機制。

從厚生勞動省關於「建構慢性疼痛診療／教育基層系統之研究」的研究班資料中可以知道，因為慢性疼痛和社會心理的因素會相互影響，所以對慢性疼痛的原因（身體）進行治療時，不能只局限在原因上，還要從「認知」（接受事物和思考的方式）上改變看待事情的觀點才行。透過以增強身體狀態為目標的認知行為治療，約有七成的人，其症狀會獲得改善。

另外，「全國流行病學調查」做為厚生勞動省的指定研究中，「關於子宮頸癌疫苗的有效性和安全性評價的疫學研究」（即「祖父江班研究」）的其中一個項目也明確指出，就算是沒有接種ＨＰＶ疫苗的女性，也存在一定的人數，會出現類似和接種疫苗後回報的多種症狀。也就是說，多種的症狀並不必然只會出現在接種過疫苗者的身上[10]。而且在最近，名古屋市所做的「子宮頸癌預防接種調查」結果，透過名古屋市立大學的研究者們以論文的方式發表出來。從這篇論文中可以知道，在接受調查的對象中，有多達

二十四種症狀的發生頻率，在接種疫苗者和未接種者身上，並沒有出現統計上的顯著性差異[11]。

之後，強調「ＨＰＶ疫苗有效」的資料陸續公布。日本醫療研究開發機構的「創新癌症醫療實用化研究事業」，在新潟縣執行的NIIGATA STUDY也發表中間報告，指出在二十至二十二歲間，接種疫苗者在感染ＨＰＶ－16．18型子宮頸癌的低比率，較沒有接種者在統計上有顯著性差異；而在大阪進行的OCEAN STUDY也得出相同的結果[12]。

至於在癌前病變上，宮城縣在二〇一四至二〇一五年時，對二十至二十四歲女性的子宮頸癌篩檢資料進行分析，結果顯示接種過ＨＰＶ疫苗的人，在巴氏塗片檢查（子宮頸癌篩檢）出現異常和ＣＩＮ1與2以上癌前病變的減少比率，呈現出統計上的顯著性[13]；而在秋田縣的子宮頸癌篩檢中，在接種過ＨＰＶ疫苗者身上也能看見，經巴氏塗片檢查出現異常的機率明顯減少[14]。

5 選擇「不接種ＨＰＶ疫苗」的決策過程

目前日本的ＨＰＶ疫苗接種幾乎完全停擺。在我們對接種過ＨＰＶ疫苗者的家屬進

表 6-1　願意讓女兒接種 HPV 疫苗的前提比較

沒有預設條件	5（0.2%）	期待政府重新開始勸導的接種比率 4%（85／2,060）
政府重新開始進行勸導	80（3.8%）	
如果身邊或認識的人也有去接種	348（16.9%）	→波及效果21%（433／2,060）
如果年齡相近的人大部分都有接種	1,046（50.7%）	接種候補群體51%（1,046／2,060）
不接種／其它	581（28.2%）	
合計	2,060	

資料來源：Yagi et al（2016）

行訪談的過程中，發現「是否讓女兒接種疫苗」的決定權，主要掌握在母親手上。

那麼身為母親的人是如何看待HPV疫苗的呢？以下將介紹我們到目前為止，透過網路所做的調查結果。二〇一四年三月，我們針對女兒是HPV疫苗接種對象的媽媽們做了一次網路調查。有600位母親在女兒接種疫苗前後，得知關於疫苗的副反應報導，其中有八成的人對實際發生（疑似）重度副作用的機率，有高估的傾向。這種傾向在那些沒有讓女兒接種疫苗，或中途喊停的母親身上尤其顯著。而過度低估HPV疫苗有效程度的比率，在沒有讓女兒接種疫苗或中途喊停的母親人數，具有統計的顯著性[15]。

在二〇一五年五月，針對2060位疫苗

接種對象的母親所做的網路調查中，我們詢問受訪者願意讓女兒接種疫苗的前提和態度。在當時的調查中，同意讓女兒接種的比率為12．1%；而要是厚生勞動省重新開始積極勸導的話，願意接種的比率為21．8%。另外，在提供關於子宮頸癌的相關資料後，這個數字顯著提升到27．3%。

雖然進行調查時，今後願意接種疫苗的比率有12．1%，但實際上「沒有預設條件」就讓女兒接種疫苗的人數，只佔了全體的0．2%而已，這個數字和目前日本的HPV疫苗接種率相同。以「如果身邊或認識的人有接種」為前提的母親，占了16．9%；而「如果年齡相近的人大部分都有接種」則為50．7%，這種傾向就是「只有大家都去接種了自己才會去」。調查顯示：越是對接種態度消極的母親，越會去選擇「如果年齡相近的人大部分都有接種」這個嚴苛的條件[16]，或許我們可以稱之為**負向同儕效應**（表6-1）。

6 為什麼不讓女兒接種？一位母親對HPV疫苗的認識

日本目前（二〇一八年四月）的HPV疫苗仍是採定期接種，但WHO也公開聲明

對日本現狀的擔憂，希望日本政府能重新開始宣導疫苗接種的重要性。厚生勞動省也持續在厚生科學審議會中進行討論，今後預期主動的宣導將會重啟。但只要這麼做，就能讓日本的HPV疫苗普及嗎？

正如筆者在前文提到的，女兒是HPV疫苗接種對象年齡的母親，通常會高估疫苗的副作用，低估其有效性。若是我們把接種疫苗會出現嚴重副作用的比率僅0．007%，而且日本的HPV疫苗有60%能減少子宮頸癌發生的效果等這些到目前為止所得到的報告內容告訴母親們的話，是否能改變她們的想法呢？在訪談女兒是HPV疫苗接種對象的母親時，我們試著把上述資訊傳達給她們知道。結果幾乎所有的母親都表示，出現嚴重副作用的比率為0．007%，遠遠低於她們印象中所預期的數字。然而，她們無不把重點放在這個機率不是0這件事上，只要不是0%，那麼就有人會出現副作用的症狀，而自己的女兒如果接種疫苗的話，也有可能會中標，真是令人擔心。其實這種情形和比起交通事故，人們更擔心搭飛機遇到空難是一樣的。

至於子宮頸癌的預防效果期待值約60%這個數字，因為也不是百分之百，所以哪怕是接種了，還是有人會罹患子宮頸癌，因此就算自己的女兒接種了疫苗，也不能保證免疫——由此可見母親們並沒有感受到數字所呈現出來的預防效果。這種情形可以用展

圖 6-3　不同的偏誤對人們認識 HPV 疫苗所產生的影響

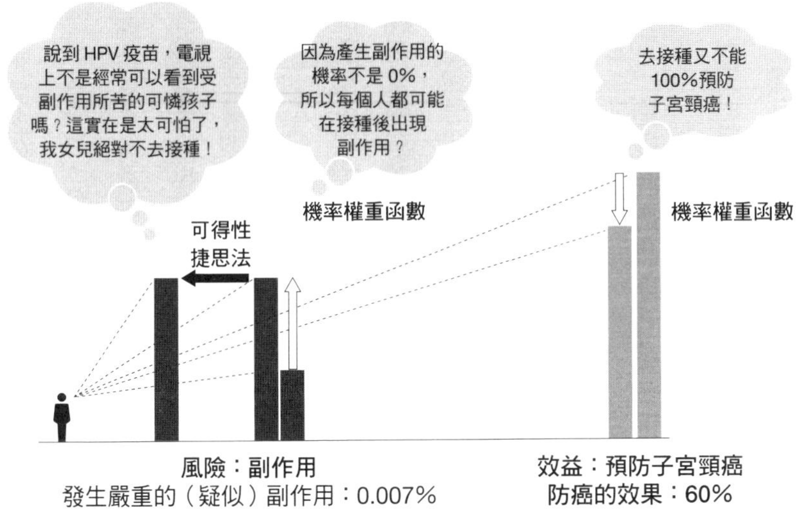
說到 HPV 疫苗，電視上不是經常可以看到受副作用所苦的可憐孩子嗎？這實在是太可怕了，我女兒絕對不去接種！
因為產生副作用的機率不是 0%，所以每個人都可能在接種後出現副作用？
去接種又不能100%預防子宮頸癌！
機率權重函數
機率權重函數
可得性捷思法
風險：副作用
發生嚴重的（疑似）副作用：0.007%
效益：預防子宮頸癌
防癌的效果：60%

望理論中的「機率權重函數」來做說明[17]（圖6-3）。有報告指出，機率權重函數推估的結果大部分呈現出：當機率落在30%至40%的時候，客觀機率和主觀機率幾乎是一致的。可是當數字來到高客觀機率的範圍時，主觀機率便會轉為低於客觀機率；而來到低客觀機率的範圍時，主觀機率又會高於客觀機率[18]。

關於（疑似）嚴重的副作用，我們試著把「接種一次疫苗後，有99.993%的人並沒有出現副作用，還是好好地過生活」的訊息告訴母親們。這裡使用了**框架效果**的資訊提供方式——就算是對同一件事

情進行說明，只要變更表達方法（數字的呈現方式），就能大幅改變人們接收到資訊時的印象。那麼把框架效果運用到HPV疫苗的副作用上，會出現什麼效果呢？有一部分的人確實如我們所預期的，回答自己可以安心讓女兒接種疫苗了，但有些人聽到99．993％這個數字後，還是會在意剩下的0．007％。那些被媒體報導過的症狀確實存在，有不少母親都表示對此感到憂慮。框架效果似乎無法用來解決跟副作用有關的問題。

上述這些母親們無不口徑一致地說道，只要一提及HPV疫苗，她們的腦海中就只有副作用的相關報導，所以才會如此擔心。然而，日本的媒體卻幾乎無視罹患子宮頸癌者目前正在增加的現狀，以及疫苗的有效性和WHO所做的聲明。可以說，眼前看到的結果，都是因為媒體不斷重複報導副作用所造成的。這造成許多人在考慮要不要接種疫苗時，只能用不斷出現在眼前的報導觀點來做判斷。這件事還可以用**可得性捷思法**來做說明[19]。根據前項的網路調查，有95．2％的人回答會對疫苗的副作用感到不安。

一般來說，疫苗所帶來的副作用會在接種後的一段時間內發生，但無法做預防的子宮頸癌卻會在數年至數十年後才會發病，或許這也造成對**時間貼現**和**當下偏誤**等產生影響。母親們重視的是女兒在接下來一段時間（近未來）內，該如何保持自己的身體健

康，而輕忽了在較長時間後（遠未來）健康的惡化。我們認為，和讓女兒去做子宮頸癌篩檢的決策／行為選擇，所可能帶來降低罹患子宮頸癌的結果相比，母親們最害怕的是，如果因自己讓女兒去接種HPV疫苗的決定，讓女兒產生副作用的話，母親們會對自己做出的決定感到後悔。這種認識，我們已在上述的訪談調查中加以確認。

從結果來看，母親們不會讓女兒去做HPV疫苗接種，是因為她們認為，HPV疫苗會產生一定程度的副作用，這是一種無法規避的損失。但只要不去接種疫苗，就可以百分之百免除副作用的產生。判斷是否要接種這件事正如前文所述，因為只有副作用的單一視點，所以為了避免產生損失，最後卻選擇了面對可能罹患子宮頸癌的巨大風險。以上就是母親們不讓女兒去做HPV疫苗接種的決策過程。

7 對HPV疫苗的負面觀感有可能改變嗎？

那麼到底該怎麼做，才能改變母親們對因受到**機率權重函數**和**可得性捷思法**所影響，而做出不讓女兒去接種疫苗的決定呢？在現實情況下，母親們所做的決定，主要是想避免副作用這項存在的風險。

然而，疫苗原本的目的是為了預防子宮頸癌。如果罹患了子宮頸癌，一般會採取的治療方式為全子宮切除或放射治療，但接受這種治療的風險，除了有可能失去生育能力外，因治療行為產生的併發症，還會導致排尿困難和長期的淋巴浮腫。更有甚者，有三分之一的病患還會因接受治療而喪命。但只要接種HPV疫苗，就可以預防帶來巨大損失的子宮頸癌，以及這些對身體有害的事物。

如果不從副作用的觀點，而是從罹患子宮頸癌的風險來考慮**損失規避**，亦即改變關於健康狀態的視點也很重要。就讓我們用**展望理論**來思考一下這個問題吧。我們現在把「沒有罹患子宮頸癌」的健康狀態設為基準，假設將來若罹患子宮頸癌的話，雖然會蒙受巨大的損失，但這個機率卻很低。就算不採取任何措施，例如不接種疫苗，也幾乎可以維持現在的健康狀態（不接種的價值，圖6-4）。

在這種情況下，如果去接種HPV疫苗的話，因為一定會感到疼痛，而且還有可能會出現副作用，可以說接種HPV疫苗是「損失局面」。把「現在不會罹患子宮頸癌」的健康狀態設為參照點來做判斷基準，在這樣的損失局面下，就算和因接種疫苗而一定會產生的疼痛，以及近期內可能會產生的副作用這樣的損失相比，就算在將來有面對更大風險的可能性存在，但目前還是能維持當下的健康狀態，因此人們就會「不接種

圖 6-4　面對損失局面時會做出風險偏好的選擇

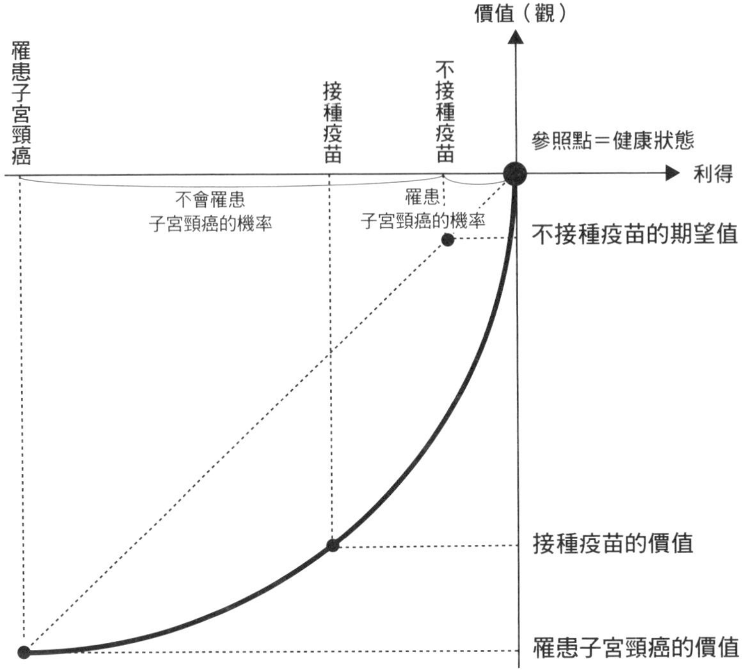

HPV疫苗」。可以說，在損失局面下人們會做出風險偏好的選擇。

但如果我們不把參照點設為現在的健康狀態，而是已經罹患子宮頸癌，或能夠認識到子宮頸癌的急迫和嚴重性的話，接種HPV疫苗就會變成「利得局面」——就算會出現疼痛或副作用，只要接種能夠大幅改善最壞的情況，比起不去接種疫苗所需要背負罹患子宮頸癌的風險，就算有可能出現副

圖 6-5　面對利得局面時會做出風險規避的選擇

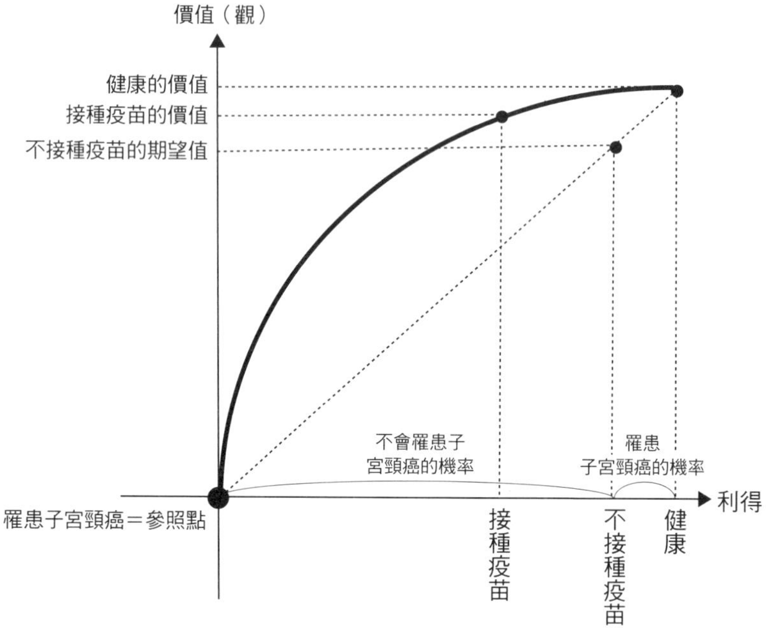

作用的風險，人們還是會選擇接種疫苗（接種疫苗的價值）。可以說，在利得局面下，人們會做出風險規避的選擇。

像這樣，當人們在對事物的價值做判斷時，只要改變做為判斷基準的參照點，就算原本認為是損失的事情，也能轉變為利得，進而做出更加安全的選擇。我們認為對於ＨＰＶ疫苗，如果人們能夠深刻地認識子宮頸癌，並把它的嚴重性設定為判斷基準的話，就有可能做

出接種ＨＰＶ疫苗的行為決策。

在這一章中，筆者針對子宮頸癌的預防行動，特別是有關ＨＰＶ疫苗接種這件事情中，母親們的決策過程，以行為經濟學的方式進行檢證。今後當政府要再次進行疫苗接種的宣導時，在把握住人們做決策的過程和特性之後，還要對其採取相應的措施才行。

（上田豐、八木麻未、木村正）

第7章

怎麼做才能減少家屬的後悔之情呢？

【本章重點】

- 減少後悔的有效做法是：隨著狀況的變化，有意識地去改變參照點。
- 先認識到人們身上存在著會引起後悔的「當下偏誤」，然後使用「承諾」的做法。
- 不要過度恐懼後悔，而是要釐清後悔的類型，然後採取對應的策略。

家屬A：「感覺上，家人整體的意見是不要再做延命治療了。但如果真的中止治療的話，會不會在一片慌亂中人就這樣走了，這樣真的好嗎？我實在不知道該怎麼做才好。如果繼續治療的話，壽命又能延長多久？他（病人）會不會想繼續接受治療呢？為什麼之前都沒有好好談過這件事，我真的覺得好後悔……」

家屬B：「那個時候為了應對狀況的變化，可以說已經精疲力盡了，因此我們並沒有好好地去考慮過這些事，就只是照著別人所說的去做而已。現在回想起來，當時應該還有很多能夠為他（病人）做的事才對。明明有那麼多是身為家人才能說、才能做的事情。現在回想起來，真的很後悔……」

家屬C：「停止治療，人生的最後一刻能安穩地和家人一起度過，真的是很棒的一件事。我想我們要是能早點做出決定，他（病人）就能回到家裡，說不定還能一起去旅行。當初在討論時沒能立刻做出決定，這件事我一直引以為憾……」

1 家屬對選擇癌末治療方式所產生的後悔之情

前述的內容，是筆者們以家人在安寧病房中過世的家屬為對象，所做的訪談調查中[1]，圍繞著「選擇治療方式」所引發的後悔之情。選擇癌症末期時的治療方式，很少只有患者一個人做決定，患者家屬其實才是做決策的核心[2]。但也正因如此，在病患家屬身上，才會經常出現因選擇中斷或中止治療，所引發的有被醫療體系給拋棄，或無力感等負面的情緒[3]。

這種否定的情緒不只會出現在做決策的時候，直到家人過世後，很多時候還會以後悔的形式出現。在本章中，將會針對家屬的後悔情緒，提供從幾項研究中得到的見解，並介紹心理學和行為經濟學中的相關知識。這些知識應該可以幫助我們在面對人生重大的抉擇時，減少一點遺憾。

2 人生中的選擇與後悔

在人生的選擇中，當我們面對越是重要的選擇時，為了不讓自己後悔，要對做出「不會失敗的選擇」和「最好的選擇」加上動機才行[4]。然而令人困擾的是，在面對人生的重大選擇時，很多時候我們卻不知道要選擇哪一個才是最好的。例如在日本，戀愛結婚的比率雖然已經超過87%，但二〇一五年的離婚件數[5]，竟高達22萬6215組[6]——儘管會走到離婚這一步，每個人所碰到的狀況和理由都不一樣，但就算是和「真命天子（女）」結婚，過了數年之後卻很難預期自己仍然有與當初相同的感覺。關於這一點，心理學的研究可以為我們證明。

若拿「預測往後十年自己的變化」和「過去十年自己實際經歷過的變化」來做比較，不管在哪一個年齡層都顯示出：預測遠遠低於實際經歷過的變化[7]。也就是說，因為人們會高估現在，因此很難正確地預測未來，並做出選擇。當面對人生的重大抉擇時，許多人為了不想讓自己後悔，因此行事相當謹慎，但儘管如此，人生中還是有一堆令人後悔之事。

雖然我們會對過去所做的選擇感到後悔，但仍然還是有挽回的機會。已經年過一百，還是繼續堅守在安寧療護臨床上的日野原重明醫師，曾在他的書中這樣寫到，「雖然我們不知道壽命有多長，但我認為人生中有一堆失敗和後悔的人，更應該長壽一點。活得久一點，然後用剩下的人生，來挽回失敗和後悔。[8]」此外，羅斯（Roese）等人以大學生為對象所做的心理研究[9]顯示，在諸多否定情緒中（例如憤怒、不安、無聊、恐懼、罪惡感等），後悔最能帶來積極的作為——一個人如果感到後悔，他可以利用這種情緒來改善自己的行為，以避開日後的再次失敗；當他要開始做一件新的事情時，可以藉此提高自己的觀察力。後悔可以讓人們的未來變得更加美好。

然而以上的論述，僅適用於還有時間的人，他們可以在往後的人生裡，善用後悔帶來的好處。但如果是在人生最後節骨眼的選擇時產生後悔的話，就沒有足夠的時間來處理這種情緒了。人在一生中最後的階段時，理應有所愛的人陪在身邊，並與之共度充實的時光。但實際上還是有人直到最後一刻，仍帶著後悔之情。

不只是對自己的人生，在面對和最重要的家人有關的選擇時，到底該怎麼做才好呢？到目前為止的研究中，癌症病患家屬的後悔，除了關聯到短期會影響身體和精神層面的QOL（生活品質），以及不健康的精神狀態外[11]，還可以看到預測長期心理的幸福

感（well-being）報告[12]——無法消解的後悔，不只反映了個人當下的心理狀態，也是預測長期心理狀態的一個指標。必須對親愛的家人（病患）做出人生最後選擇的家屬們，如果對無法重來、無法讓未來變得更美好的後悔，一直難以釋懷的話，他們的心理會有多麼難受。為了自己，也為了你的家人，這些「如何做出人生最後決定」的支援相當重要。

3 關於後悔的內容

讓我們再回到本章一開始，三組家屬們的發言。對於癌症末期在選擇治療方式上，讓我們利用行為經濟學的知識來理解這些家屬們的後悔之情。這三組案例的發言，對任何一位當事人都能感同身受，但對醫師來說，或許是不容易應對的例行事務。只不過，這三種後悔之情，如果從內容和發生的結構來看，其實是三種不同類型的後悔。首先，讓我們先把「他們是對什麼事情感到後悔」整理出來，思考方式如下：

A 對「停止治療」這件事感到後悔→**對選擇結果感到後悔**

B對「沒有選擇某種治療方式」感到後悔→**對選項感到後悔**

C對「沒有盡早選擇更好的選項」感到後悔→**對抉擇過程感到後悔**

根據康納莉（Connelly）的研究，和癌症相關、因做決策而產生後悔情緒的對象類型，可以大致分為三類[13]。分別是對選擇結果感到後悔、對選項感到後悔、對抉擇過程感到後悔——家屬A「中止治療是否為正確的選擇」，屬於對選擇結果感到後悔；家屬B「在做選擇時沒有考慮到其他的選項」，屬於對選項感到後悔；家屬C「對做選擇的時間點和與醫師之間的溝通有疑慮」，屬於對抉擇過程感到後悔。

當面對需要做出決定的當下，大多數的人會把注意力集中在「是否要繼續治療」、「是否要停止治療」這些選擇結果上，但在經過一段時間後，把家屬們會產生後悔的對象整理出來，會發現後悔其實呈現出多元的特性，不只是對選擇結果，還包括是否有更好的選項之可能性，以及是否有更好的選擇過程之可能性等[14]。

4 後悔情緒與心理帳戶

針對「後悔」這種情緒，到目前為止主要是在心理學[15]和經濟學[16]等領域中進行研究。其中，如果把自己「選擇」的行為拿來和「沒有選擇」的行為做比較，沒有選擇的行為較容易讓人產生會得到好結果的感覺，這被定義為「伴隨痛苦的認知情感[17]」。用文字來做說明的話則為，「我們被本來應該能做得更好的情緒、跌到谷底的失落、反省犯下的失敗和失去的機會、責備自己的心情、想扳回一城的念頭、希望當作沒有發生過這件事、渴望能有下一次機會……等這些想法糾纏著[18]。」

換句話說，「當下的現實」很容易能讓人聯想到一個與它相異的「或許存在的現在」，當兩者之間的差異被視為是損失時，所產生出來伴隨痛苦的情感，就是後悔。其實不管後悔是否出現，「或許存在的現在」有多麼容易或能被人們想像到，它讓人感到和現實的差異有多大、我們預估會蒙受多少損失等，也都和人們認知的取徑有關。

後悔和接受，在行為經濟學中稱為Mental Accounting，中文翻譯為「**心理帳戶**[19]」。這個概念是由塞勒所提出的，他將其定義為：「就算是金額相同的錢，人們根據得到

它的方法和使用方式的不同，有時會在無意識中去做重要性的分類，改變對待錢的態度[20]」。其中最具代表性的例子是，我們對自己花時間辛苦工作賺得的錢，會慎重地使用它，但對於偶然到手的錢，卻能毫不猶豫地花在娛樂上。這種心態的轉變不只關係到錢，將其應用在自己對選擇所做的評價上也具有意義。

仔細想想，我們總是會被情感的波動影響收支的計算，然後決定是否要去做某件事——是要做某個選擇？還是先暫緩一下？例如在減肥的過程中，總是忍不住會想吃甜食；相信有不少人都有以下這樣的經驗，把「因為今天要努力工作」當作特例，因此犒賞自己吃個點心。雖然在減肥過程中，卡路里的攝取量和今天有沒有努力工作沒有關係，價值都是相同的。但除了有沒有買點心犒賞自己之外，做為對該行為的情感收支，對「是否感到後悔」卻會產生很大的影響。

5 後悔情緒與參照點

當我們在思考後悔這種情感時，還得提到「**參照點**」這個重要的視點。到目前為止的心理學研究認為，會增強後悔的因素，有「採取和平常不一樣的行為[21]」和「沒有做出

合理的選擇」[22]這兩種情形。

舉例來說，某A只要氣象預報說當天的降雨機率為40％，他就會帶傘出門。但有一回他剛好忘了帶傘，結果在回家途中遭遇了一場大雨，淋成了落湯雞。把這種情形拿來和「原本就不帶傘出門」的某B做比較的話，各位讀者不妨想想看，對「沒帶傘出門」的這個選擇，AB哪一位會比較後悔呢？可想而知，會因為「怎麼剛好今天把傘放在家裡」、「為什麼出門時沒用手機看一下天氣預報呢」而感到後悔的，應該是前者吧。同樣是沒帶傘出門卻下雨的例子，「如果做了○○的話」或者「如果沒做○○的話」等，現實中沒有去做的事情若越是容易想像，人們就越容易感到後悔。而容易影響「如果……」這種「**反事實思維**」（counterfactual thinking）產生程度的東西，就是「參照點」。對某人來說，若沒有選擇對他來說是「總是」或「普通」的選項，且結果也不如自己預期那樣的話，就會容易產生反事實思維，並為此感到強烈的後悔。只要降雨機率為40％就會帶傘出門的人，在偶爾沒有帶傘出門時，也會把帶傘的狀態視為「普通」。相反的，總是不帶傘出門的人，今天他一樣沒帶傘就出門卻遭遇暴雨的話，他很容易就能接受「這也沒辦法」、「運氣真差」的解釋。

運用「參照點」這個視點來看事情，我們還能輕易比較出「做了以後感到後悔」和

「沒有做而感到後悔」兩者的差異。在日本，關於後悔的格言中有一句是這麼說的，「反正都會後悔，比起沒有去做的後悔，還不如做了之後才後悔。」在心理學的研究裡，當我們回顧人生時遇到無法消解的後悔時，絕大多數都屬於「沒有做而感到後悔」。「做了以後感到後悔」容易隨著時間而消解，但「沒有做而感到後悔」卻不會隨著時間而消失。不僅如此，這類後悔還有逐漸增強的傾向。其中一個理由是，因為行為伴隨著結果，所以在控制後悔時，比較容易加上動機而在心理層面採取積極的作為。與之相對的是，沒有行為發生就不會產生結果，因此不容易去理解當初做決策時的狀態，所以過了一段時間後，問題會變得更大更複雜，容易產生「當時如果做了更好的選擇」這類、不同的反事實思維。如此一來，導致現在的不滿和情結出現的原因，好像都能歸結到某一次的抉擇，讓人感到強烈的後悔[23]。

當家人於安寧病房中過世後，針對和家屬相關的治療過程中的後悔，進行分類比較後發現：「沒有做而感到後悔」（非行為後悔）的數量比「做了以後感到後悔」（行為後悔）多了四倍[24]；在「做回顧」這類認知活動時也可以發現：「沒有及時做某事的後悔」不容易隨時間消解。和沒有後悔的家屬相比，家屬心裡若有「沒有及時做某事的後悔」，後者在精神面上較不健康，而且還會感受到強烈地悲傷。

「沒有及時去做」的認識，深受參照點的影響。不論是否把採取行動做為參照點，只要沒有及時去做某件事，就能導出無限多「或許能夠做到」這類想像。例如在家屬B的案例中，參照點為「比醫師更了解病人的是家人。身為家人能說、能做的事，都應該早點完成」。然而，在病情瞬息萬變的狀況下，雖然自己已是分身乏術，卻還是會出現許多念頭，對「如果自己可以冷靜下來，一定還有很多能為他（病人）做的事」感到後悔；如果參照點轉變為「雖然我不了解詳細的醫療內容，但我已經盡到家人該負的責任，直到最後一刻都待在他（病人）身邊」的話，就不會產生來不及做某事的情況了。

參照點會受到不同家庭的歷史和經驗、當下狀態、所得資訊等不同因素的影響。雖然對於能夠看到的行為，比較容易採取心理上的對治方式，但有時候「不做某事」也能成為參照點。

6 後悔情緒與當下偏誤

理解後悔之後，另一個要認識的重要視點就是**當下偏誤**（請參照第2章）。許多人可能都有這樣的經驗：在放暑假前為了早點完成暑假作業，為自己設計了一個嚴格的執

行計畫。可是一旦開始放假，暑假作業成為眼前的問題後，卻又開始拖拖拉拉不按照計畫行事了。面對將來的事情，人們可以把眼光放長，設計一個重視未來的計畫，但如果變成當前的選擇時，反而會變得重視現在，然後在不知不覺中把手伸向眼前的誘惑。[25]

對生活在時間裡的人類來說，「在什麼時間點上做出選擇」，是我們得不斷去面對的問題。換句話說，「一個月後」的事情，只要過了一個月，就變成「眼前」的事了，這時我們就會被迫做出抉擇。每個人其實都存在著當下偏誤，有些人無法抗拒誘惑，做事容易拖延。但也有些人善於想出對治當下偏誤的方法，能控管好自己。

有拖延傾向的人，就算他為了達成長期的利益而制定了對策，在現實中卻無法去執行，所以很容易因「事情不應該這樣」而懊悔不已。然而有時候，越是為了不讓自己在事後捶胸頓足所做出的選擇，反而越容易出現延遲的情形，然後使自己經歷更大的後悔。

現在終究會變成過去，雖然這是任何人都知道的事情，但我們有時還是會用「現在」的視點來評價「過去」。正如丹尼爾・吉爾伯特（Daniel Gilbert）所說的，因為「現在」相當堅實，所以很容易被視為重要的事情，讓人很難注意到偏誤的存在。做選擇時沒能想到的事情，如果用能夠掌握住的「現在」這個視點來回顧「過去」，就會產

生「我早知道會變成這樣」、「其實我原來是這樣想的」的感覺。上述的現象稱為「**後見之明偏誤**(26)」（hindsight bias）——當一件事情發生時，如果有人認為這件事能夠被預測，那麼現在的基準就會去拉抬過去的選擇基準。如此一來，所有負面的事情，經過解釋後都能歸結到是過去的某個行為所導致的結果，然後衍生出難以計數的後悔。

7 家屬對於經歷「癌末抉擇」的特殊性

本章到目前為止，已經藉由心理帳戶、參照點、當下偏誤等行為經濟學的思考方式，對後悔情緒進行了深入的認識。在理解家屬的後悔情緒後，接著我們要來討論在面對癌症末期的選擇時，身為家人會牽涉到其中的特殊性。

除了醫護人員和有照護過罹患相同癌症的家族成員之外，面對癌症末期的諸多選擇這件事，對大多數的人來說，都是人生中的第一次。許多人雖然想要在理解狀況之後再做選擇，但光是要掌握病患的狀況就已經力不從心了，所以大部分的情況都是在沒有完全理解狀況之下做決定的。患者本身的狀況和治療環境的變化已不易預測，若再加上家族們所深信的奇蹟和期待感，要想準確的掌握狀況實在不是一件容易的事。但在這種情

形下，選擇自己認為是好的選項，努力跟上變化的腳步，有不少人也是在這樣實際體驗的過程中，才開始對狀況有所認識。但在這個時候，想做其他的選擇其實是有難度的，有時還會出現患者已經在步向死亡的情形。

此外，雖然是家人，但當自己必須參與到「自己以外」的人關於決定其人生的選擇時，也會受到選擇壓力和對風險感知方式的影響。對家人來說，大多是以「患者能恢復健康」做為參照點，如果無法實現，則改為「讓患者能夠繼續活下去」。也因此，事情經常會從為了實現參照點，家人該做什麼、能做什麼開始。隨著病情的改變，參照點也必須做出調整，但改變參照點意味著病情惡化和接受死亡這件事，很多時候會讓人感到相當痛苦。如果不能順利調整的話，會發生執著在把健康的狀態當作參照點（家屬A）、沒有經過思考而做出偏離參照點的選擇（家屬B）、把死亡拿來做為參照點（家屬C）等，因參照點的推移而產生的後悔。

8　與「如何減少後悔」有關的提示

綜合上述內容，筆者認為在癌症末期的醫療中，家族們會直接面對的後悔，總共可

分為三個重點來看。

第一，減少後悔的有效方法是，配合當下的情況有意識地改變參照點。當發生親愛的家人過世了這樣難過的事情時，我們很容易會陷入「真希望他能一直陪在我身邊」、「該怎麼做才能延長跟他在一起的時間」、「難道沒有其它能做的事情嗎」等上述的想法中。然而，不接受家人過世的事實，卻在過去沒有選擇的事情上鑽牛角尖，就算這麼做，摯愛的親人還是不會重新活過來，而且也很難得出正面的結果。因此，不要再執著於某個參照點，有意識地配合狀況來改變設定，然後要在和家人們共同磋商該做什麼樣的選擇之後，再去做決定，如此一來就有可能減少後悔。尤其是出現當利得顯而易見的選項時，早點做出決定也可以減少後悔。藉由醫護人員盡早提供的資訊，患者和家屬能順利地完成參照點的變更，有時要是能把最不樂見的結果也預設為參照點進行調整的話，也能對減少後悔發揮重要的功用。

第二，了解自己當下偏誤的傾向。正如前文所述，每個人或多或少都會重視當下的滿足度。因此必須認識到：比起「將來」的利得，我們更在意的是自己「現在」的利得——由「現在」的自己所想像出來「未來」的自己，等到成為將來的那一天再去做檢視時，可能會發現將來的自己和當初所預想的並不一樣。也就是說，我們應該要知道

「過去」和「將來」的自己，和「現在」的自己其實是不同的人。就算是斬釘截鐵地宣稱沒有留下後悔的家屬們所說的話裡面，其實也反映了這個事實的核心，「雖然不知道現在自己能做些什麼，但是過去在每個不同的時間點和狀態下，家人們都很確信，我們所做的是最好的選擇，因此沒有留下遺憾」。隨著時間的流逝，狀況穩定下來，得到知識的這個「現在的自己」和那個「過去的自己」，兩者所看見的世界和做為界定事物的標準，理所當然會不一樣。因此當我們要做決定時，除了要具備「現在」和「未來」的視點，有意識地掌握住「做什麼樣的選擇才能確保長期利益」的觀念也很重要。人生中面對要訂立重要的計畫時也要注意，在採取行動之前的時間貼現率都會上升，因此要在認識到每個人都會有選擇眼前利益的傾向後，再來設計有可執行性的計畫。其實也就是說，我們應該經常使用「承諾」這種手法。相較於依賴個別短期的感覺所採取的行動，大多數以長期的視點所做出的選擇，較能確保可觀的利益。具體來說，就是別困惑於眼前選項的優、缺點，以及會成為取捨的條件，設定一個長期的目標，然後在評估短期選項的意義後，再做出決定。如此一來就可以抵擋住「高時間貼現」的誘惑，做出能確保長期利益的選擇(27)。

關於「後悔」這件事我們已經花了不少篇幅，最後來看第三個重點——**不要過度恐**

懼後悔。我們都知道人很難準確地預測自己的情感，這點套用在後悔上頭也是一樣的。應該有不少人都有這種經驗：在做決定前非常擔心事後自己會為此感到後悔，但出現的結果有時比預想的更壞或更好(28)。恐懼後悔、選擇迴避風險的極端手段或過於謹慎，都有可能讓人錯過最佳的決策時間點，這樣反而在事後更容易感到後悔。

後悔是我們在日常生活中，最常經驗到的負面情感。但只要我們能記住行為經濟學中幾種不同的思維方式，就能了解自己在日常生活中經常會出現的後悔類型，然後採取對應的策略。長此以往，在面對需要做出重要抉擇的時刻，就能發揮出平日所累積下來的學習成果了。

（塩崎麻里子）

第8章

如何在老年人做醫療決定時，提供他們合適的支援呢？

【本章重點】

- 相較於年輕人，老年人在做決定時所使用的策略與思考路徑並不一樣。
- 為了有效率的做出決定，老年人會傾向使用像「應該是這樣吧」的經驗和推測方法，因此容易產生偏誤。
- 支援老年人做決定時，需要先理解他們容易受到哪些偏誤的影響，再來做對應的說明，並且要為他們提供不同的選項。

主治醫師：「距離上次您來看診已經過了一個星期了，上週您和家人一起聽完我對腹部癌症的說明後，決定要採取什麼樣的治療方式了嗎？」

患者：「這個啊，就算醫師你問我要做什麼治療，畢竟我年紀大了，不想要太辛苦，但女兒還是要我做點什麼才行……但我真的不太清楚該如何是好……不然，你可以幫我做決定嗎？」

主治醫師：「這可不行，身體是您的，還是要由您來做決定。」

患者：「雖然你這麼說，我還是做不了決定……」

患者的太太：「女兒雖然要他打起精神來，但如果要住院或每天到醫院報到，真的很累人啊。隔壁鄰居去年做完癌症手術回到家裡後，竟然就不能走路了……結果讓他的太太吃了不少苦頭。我到底該怎麼做才好？」

（主治醫師和護士兩人面面相覷）

以上是癌症專門機構中所出現的一幕。隨著醫學的進步，年輕人到醫院去看病的機會減少了，老年人求診的景象反而成為常態。

隨著年齡增加，年長者身體的機能會逐漸低下，在移動或準備進食等社會生活上，會越來越需要來自周遭的協助。因此，他們可能會離開自己長年住慣的家，搬進有照護服務的機構，或是和孩子們共同生活。為了配合自己的身體機能，老人家有時必須在生活中，做出像「改變居住型態」等重大的決定。

由於年長者得到不同疾病的可能性提高，「出現高血壓的症狀，就要服用降血壓的藥」，像這樣接受醫療服務的機會也在增加；罹患癌症和心肌梗塞這類會危及到生命的重症機率也會上升。因此，當面對這種情況時是否要接受治療？接受治療的話要選擇哪一種方式？這些問題都必須自己做決定才行。然而，根據得到的疾病，我們還得考慮到自己剩下的壽命還有多長──隨著病情加重，可能會發生意識障礙（disorders of consciousness），若是如此，就沒辦法自己來做醫療決定了。根據不同的狀況，當病患失去意識時，是否要做延命治療或許還要由家人和醫師經過商量，預先做好決定才行。

然而在很多情況下，當老年人罹患癌症時，他們其實很難只靠自己來做決定。確實，如果突然被告知「請決定癌症的治療方式」，因為是人生中第一次碰到這種事，心裡當然會沒個底。就算被要求比較治療的方式，也會不清楚到底要比較什麼。若試著在網路上找資料來看，雖然不少人都會在部落格上分享自己的經驗，但別人的經驗也能套

用在自己身上嗎？正因如此，許多人理所當然會無所適從。為了要實現「配合患者的意思來做治療」，充分做到對患者的知情同意，還需要合適的決策支援方法才行。

對老年人來說，還有可能發生失智症和重大疾病並存的情況。罹患失智症除了會出現記不住新事物的記憶障礙，還會發生失去對事物進行比較和判斷的能力。因此伴隨著失智症的發生，就算在面臨需要選擇應對方法的情況下，也會出現「雖然做過比較，但不知道重點在哪裡」，或「做了某個選擇，但不清楚之後會如何進展」等狀況。如此一來，要做出綜合性的判斷和今後的預測，都會變得很困難，這都是因為老年人正逐漸喪失做決定的能力所致。從結果來看，老年人在面對重要的狀況時，很難做出決斷，而且極有可能輕易就成為被詐騙的對象（儘管他過去從來沒有上當過）。

把行為經濟學的思考方式運用到醫療上，目前多是集中在預防行為和公眾衛生方面。但除此之外，在日常診療中其實也能派上用場。本章接下來的內容，將以「支援老年人的診療」為核心來做探討。

1 日本國內高齡患者的現狀

日本正在邁向超高齡社會，國內六十五歲以上的人口有3459萬人（占總人口的27・3%），七十五歲以上的人口有1685萬人（占總人口的13・5%）（根據總務省於二〇一六年十月一日所做的調查）。今後隨著團塊世代[1]成為後期高齡者[2]，到了二〇二五年為止，以都市為主，預計老年人口還會快速增加一・五至二倍左右。

隨著老年人口增加，疾病的結構也從感染症和急性疾病，轉變為糖尿病等和年齡增加有關的老年人慢性疾病。就拿最能代表日本的疾病——癌症來說，每兩位日本人中就有一位得到癌症，每三位日本人中就有一位死於癌症。然而在很多人的印象中，得到癌症的人很多都是正在打拼事業的青壯年，他們因罹癌需要接受治療，而不得不離開職場。然而，癌症其實是一種基因變異，和年齡增加有著密切的關係。推測在二〇一五至二〇一九年間，日本國內罹患癌症的人數中，有80%的男性和70%的女性，年齡都在六十五歲以上(1)。今後日本的癌症患者預估仍會增加，如果從老年人是罹患癌症的主要群體這一點來看，可以知道癌症醫療其實也是「高齡者醫療」。

另外，伴隨老年人口成長一起出現的問題是「單身的年長者增加」。在年長者中，又以和孩子們分居的夫婦及單身者人數最多。除了需要照護的對象罹癌之外，也會出現提供照護者需要接受癌症治療的情形。遇到這類狀況時，就會出現要把對「被照護者」的支援一併整合起來的需求。

2 認知功能衰退的相關課題

很多人或許覺得失智症是罕見疾病，和自己沒有什麼關係，然而在日本，六十五歲以上的人口中，其實有15%的人患有失智症。而且預估還有幾乎相同的人數，是失智症的預備軍（輕度認知功能障礙[2]）。如果根據推測，今後日本人中每五人就有一人會得到失智症來看，它就不能稱為是一種罕見的疾病了。

失智症還會對老年人在身體治療方面帶來許多障礙，以下是兩者之間的關係和可能

1 意指日本在第二次世界大戰結束後，於戰後嬰兒潮中出生的這一代人。
2 在日本，六十五歲以上的人稱為高齡者，六十五至七十四歲的人稱為前期高齡者，而七十五歲以上的人稱為後期高齡者。

會發生的問題：

1. 很難獨自決定要接受什麼治療（決策能力低下）。
2. 很難獨自做到定時吃藥和做出必要的應對措施。
3. 當出現發燒或水分補充不足等緊急狀況需要就醫時，自己無法理解當下的狀況，做出臨機應變的判斷。

3　老年人會如何決定自己的治療方式？

那麼老年人會選擇什麼治療，他們又是如何做決定的呢？如果拿年輕人和老年人做決定的方式（決定治療方針）來做比較的話，可以看出老年人的決定方式在收集資訊、理解健康狀況、制定計畫及做選擇上，都有不同的特色。

①收集醫療資訊

許多患者（包含老年人在內），都是透過網路來搜尋和治療相關的資訊。在美國，

約有75%至80%的人，會透過網路來查找健康相關的資訊[3]——六十五歲以上的人，約有20%會使用網路，其中又有80%的人會使用網路來關心自己的健康，而且有超過三分之一的老年人表示，他們是否會接受某項治療，深受網路資訊的影響[4]。雖然跟日本國內高齡者健康素養有關的資料不多，但這個情況應該和美國相去不遠。由上述內容可以知道，網路上的健康資訊，已經成為人們在做健康決策時的「第二意見」了。

只不過，當我們在網路上檢索相關資訊時，會碰到幾個困難之處。例如為了找到正確的訊息，使用者必須使用正確的關鍵字來搜尋。在判別得到的結果是否正確之後，還必須進一步修正關鍵字，才能找到更符合我們需求的結果。此外，使用者還要對網路上的內容進行判讀，點擊合適的連結。可以說，若沒有關於網路搜尋的知識，就會找不到合適的連結。有關搜尋路徑相關的知識，不論是關於醫療或網路的都一樣重要。

②理解健康狀況

在取得資訊後，患者們會把焦點放在自己的疾病上，試圖掌握狀況。而有關掌握的方式，則會根據患者對自身疾病的認識程度。越是能夠確實掌握住自己的病況，治療就會進行得越順利（提高遵從性）。

但要全面理解醫療相關的訊息，並非是一件容易的事。如果把和治療相關的資訊過於細分和濃縮的話，處理起來的確很費事。一般來說，要老年人去掌握那些不熟悉的概念和沒有經過系統整理的資訊，很容易造成他們的負擔。特別是當要制定一個治療或照護計畫時，需要了解數量龐大、關於不同選項所附帶的風險和益處才行。由於資料中會出現不少諸如存活率和死亡率等複雜的數學公式，因此對老年人來說，很難全面地理解和掌握(5)。

因此，要對老年人提供治療相關的資訊時，比起事前做好分類的知識內容，讓他們能對自己的狀況做一個系統性的理解更為重要。例如一位經驗豐富又老練的飛行員，當他在處理和飛行相關的問題時，能夠把注意力聚焦在和問題發生「最直接」的資訊上(6)。

③制定計畫及做選擇

在掌握和治療相關的問題之後，接著就要來比較具體的選項了。決定治療和照護，其實是一連串不斷去做選擇的過程。就算是像在美國這樣習慣做決定的文化圈中，仍然有報告指出，有高達70%的老年人，認為醫療的手續很難懂。

一般來說，在關於治療的問題和每天要做的選擇上，老年人希望的選項數量大約只

有年輕人的一半而已[7]。若要抓一個大概的數字，平均而言老年人對藥物的選擇和對醫師、醫院的選項，盡可能在四個以下是比較理想的（特別是針對橫跨多個領域要做比較和判斷時），因為過多的選項會造成老年人記憶上的負擔，這會比處理資訊更加吃力。

④決策風格

理解和治療相關的資訊內容，以及決定治療方式的能力（決策能力），都是由與年齡有關的資訊處理能力、隨年齡增長所得到的知識，以及情感上的取捨來決定。西諾（Sinnott）把對應到年齡的決策風格分為兩種類型，並對其進行比較[8]。

年輕人在收集資訊，並對其進行系統性地整理時，大多採用「由下而上」的方式。這種做法是以收集和輸入資訊為核心所進行的策略，適合雖然沒有足夠的知識，但卻有能力去收集和處理資訊的人來使用。

另一方面，老年人則傾向於採取「由上而下」的方式，換言之，就是會在理解醫療訊息的過程中，出現「應該會這樣吧」這類的預期或期待。這種方法適用於已經具備了相應且可信賴的知識，但卻不太具備訊息處理能力的情況下使用。

事實上，處理資訊的能力和知識量，經過證實，也會反映於在網路上搜尋醫療相關

情報的風格上。老年人和年輕人相比，比較不會花時間在網路檢索上，但他們卻會把時間拿來閱讀網頁裡的內容。此外，在相同年齡的老年人中，資訊處理能力越高的人，其網路檢索的速度也會越快，搜尋範圍也較為廣泛。相較於年輕人，老年人會在相同類別的網頁中，不斷地點擊連結來瀏覽。從這個現象可以清楚知道，老年人不會花太多時間在檢索上，而傾向選擇把重點放在統合資訊、由上而下的做法。

每個人做決策的方法，同樣也會受到年齡的影響而呈現出不同的風貌。老年人經常會去選擇那些特性本就已經很明確的選項，這個現象可以用「因為這麼做，可以利用較少的資源，就能處理好資訊」來做解釋。從這一點還可看出，相較於年輕人，老年人在做最終決定時，經常只運用了少量的資訊而已。我們把上述的內容整理如下：

1. 較於年輕人，老年人在決定治療方式時，缺乏資訊處理能力（在短時間內要記住很多內容，還要同時對其進行比較），因此很多時候並沒有辦法去使用那些只是羅列在他們面前的資訊。
2. 老年人習慣採用由上而下的思維方式。在做決定時會依據「應該是這樣吧」的預測，來收集／判斷資訊。

以行為經濟學的觀點來說，這種情形可以從處理資訊能力的觀點來做推測，也就是由效率和直覺來做判斷的**捷思法**。實際上，認知能力較低與較高者相比，相同的人在有時間限制的條件下，更容易傾向使用捷思法來解決事情⑼。捷思法應用在做決策時雖然可以節省成本，但因為這同時也簡化了做判斷時所需要的多種理論思考，因此發生**偏誤**的風險也較高。接著，讓我們來看看「**再認**」和「**模仿**」，這兩種具有代表性的捷思法。

「**再認**」指的是「對已經記住和知道的事情加上動機」，將至今為止所經歷過的作法，保留原樣、持續下去。例如在診療時，雖然抗癌藥物已經失去作用，但患者只要繼續使用就會感到安心，有時就會因此而繼續使用下去。這種情況容易因**可得性捷思法**和**現狀偏差**而產生。

「**模仿**」指的是「藉由觀察和自己相似者的行為來獲得相關訊息」。這一點可從「老年人會去參考周遭人的經驗來決定治療方式，而非經由客觀的醫療資訊」來得知。自己身邊的人所經歷過的體驗，對於今後可能會發生在自己身上的狀況，確實能對現實起到想像的作用。然而，「身邊的資訊」畢竟有其侷限性，因此也會有內容偏差的情形發生。關於這一點，可以用**同調效應**來做說明。

4 老年人的醫療決策會給家屬帶來什麼影響？

老年人在接受診療時的特徵，除了當事人如何做決策之外，還有陪在他身邊的家屬——是否要接受某種治療方式，不但會影響到個人的生命，對家人的生活也會帶來很大的影響。因此身邊是否有家人的陪伴，也會影響老年人對於治療方針的選擇。

舉例來說，許多老年人都患有前列腺癌，雖說是癌症，但前列腺癌對生命造成的危險程度（不影響壽命長短），從高到低的跨幅相當大。尤其是低風險時，就算只是做定期復查而沒有接受治療，科學已證明不會影響壽命的長短。但在實際的診療現場中，只是追蹤病情而不採取任何行動（並非什麼都不做，還是有接受定期複查），有時還是會讓部分患者感到坐立難安，最後希望能接受治療。相較於單身的患者，有配偶的患者，其決策會反映出另一半的想法，而我們已經知道，配偶大多會希望患者接受治療[10]。對患者來說，或許是因為想要避開治療所帶來的副作用，所以比較喜歡定期複查，以此做為**風險規避**的選擇。但從配偶的角度來看，或許他們因重視可能發生緊急事態的程度勝過副作用的風險，所以出自和患者想要風險規避的心態一樣，希望採取積極治療。

此外，根據研究報告指出，當醫師和患者就要選擇治療或定期複查做討論時，如果患者的太太也在場，醫師則不會一開始就對患者提出「定期複查」的這個選項[11]。然而如此一來，反而可能讓偏誤對患者那一方帶來更明顯的影響。

5 老年人做決策的困難點：預立醫囑

在針對老年人醫療的決策支援上，臨終的支援尤為重要。

臨終時，因患者本人會發生意識障礙，所以很難表明自己的想法（以癌症的情況來說，剩餘的生命從數日到數小時之間時，有九成的患者會陷入稱做「譫妄」的意識障礙狀態。從周邊的人來看，患者大部分的時間都陷入昏睡的狀態，而且還能發現他所說的話，已無法清楚區分現實和夢境。然而在大多數的情況下，患者和家屬都沒有設想過這個情形。電視上的連續劇經常會出現臨終時，病人做完最後告別後才斷氣的場面（因為如果不說話，戲就拍不下去了」，因此這也可稱為「可得性捷思法」）。

為此，當住院或面對治療已經無效時，為今後自己也可能會無法做決定的情況而準備，事先表達自己「希望這麼做」的想法（預立醫囑，或稱「預立醫療決定」，

advance directive），是比較理想的方式——根據厚生勞動省的調查，有66%的日本國民贊成這種為了應對「當自己在不能做決定的情況時，是否接受或不接受某種治療，應該於事前以書面交代清楚」的做法(12)。

「預立醫囑」在支援決策的過程中，之所以會吸引大眾的注意，主要有以下三個理由：

1. 對於伴隨著不安、恐懼，與充滿不確定的情況，在完全沒有經驗的情況下卻必須做出決定時，該如何應對才好？
2. 事前已經決定好的事，會對當下要做的新決定產生什麼樣的影響呢？（事前決定好的事情，如果能夠減輕今後做決策時的負擔，那麼開始逐步著手準備就有其意義了。）
3. 共享資訊的重要性。

的確，要人們去面對自己不清楚的事情，而且還是「個人要從世界上消失」這種充滿恐懼的未來時，處理起來並不容易。就連習慣自己作主的美國社會，有做預立醫囑的

成年人也只有30%而已（日本則只有8%左右）[13]。有意思的是，若是去問那些有寫過預立醫囑的成年人，他們究竟寫下了哪些內容時，大部分人的回答都是「不記得了」，或者是「忘了把它們放在哪裡」[14]。

目前已經有關於在預立醫囑時，當事人是用何種方式來預測未來的研究了。研究中問到受訪者，拿面對特殊的人生狀況和每天都會發生的事情來做比較，在準備上有何差異？（例如提問：當你到了一個新的地方，如果感冒了該怎麼辦……等經常會發生的事情，到失去收入或罹患來日不多的絕症時，是否還要積極接受治療等必須做出決定的情況）。結果發現，年輕人對於每天都有可能發生的事情，可以對細節交代得很清楚，但是對有關生命終結時的過程，卻沒有辦法做仔細的陳述。從上述情形可以發現：當人們去思考像預立醫囑這樣，關係到生命的問題時，累積人生經驗在其中的重要性，以及在面對這種狀況時，若沒有從其他人那裡獲得經驗的話，將很難設想在這種狀況下會出現的特異細節。

另外，像預立醫囑這樣關係到是否要接受某種治療的決定，醫師和患者之間的「醫病共享決策」也占有重要的位置。但實際上隨著病情惡化，患者本人卻會傾向避開由自己來做選擇。舉例來說，罹患前列腺癌的男性（平均年齡為六十九歲），在一開始被診

斷罹癌時，會積極配合泌尿科醫師，共同決定治療的方針。然而，接下來如果腫瘤標記（tumor marker）上升的話，患者就會傾向讓主治醫師來做決定[15]。在這種情形下所做出的決定，會受到一般社會上認知的資訊和解釋等強烈的影響（例如要是乳癌的話，因為知道腫瘤標記上升仍有可以根治的手術，患者就不會讓別人來做決定），也就是說，相當程度會依存於對事情脈絡的解釋和相關的狀況。

當前，例如在前文的狀況下所做的決策，由醫師和病人進行持續溝通後再做決定的方法（預立醫療自主計畫，ACP）比較受到推崇，但ACP雖然能顯示出它的程序，卻未特別提到具體提供資訊的方式，以及做決策的方法。

6　如何把行為經濟學的觀點應用在老年人的決策行為上？

那麼在面對老年人做決定時，什麼樣的支援行為才算是高品質的呢？

①考慮到老年人處理事情的能力：活用助推

當我們在思考如何支援老年人做決定時，首先需要考慮的，是他們決策行為的特

徵。如前文所述，老年人為了避免在處理事情時會對自己造成負擔，在對資訊的收集、選擇、決定時，傾向使用「由上而下」的方式來進行。為此我們應該做到：

1. 提供和老年人所擁有的知識應且親和性較高的訊息，並以系統化的方式來做呈現，如此較有可能促進他們的理解。
2. 提供的資訊應該要能夠直接連結到問題的核心。
3. 對老年人提示其選擇時，一樣要記住不要羅列過多的選項，而是把重要的因素濃縮到三、四個之內，以系統性的方式呈現出來。為了要減輕老年人在處理事情時的負擔，可以活用的助推候補名單，具體如下所示：

- 事前就要弄清楚患者的價值觀與他所重視的事情，並以此價值觀為核心，向患者提示選項。
- 在選擇治療方式時，必須優先提示「一定要深思熟慮」的重要項目。
- 事前就要互相確認，什麼是「必須做出決定」的事項。
- 對於意見分歧較少的部分，應主動推薦給他（但並非強制）。

●提示患者選項時，僅舉出比較容易理解的三、四種。

②注意老年人容易受到偏誤影響之處

另外還應當留意的地方是，老年人經常會使用「捷思法」此一特點。正因為老年人容易受到偏誤影響，所以醫師也需要對偏誤有一定的認識才行。具體來說，我們可以在老人家身上看到**可得性捷思法**、**現狀偏差**和**同調效應**，因此意識到偏誤的存在，然後進行校正式的支援就顯得格外重要。

從事支援時，也需要在溝通層面上下功夫。在確認過患者的價值觀後，要優先提出需要依照他的價值觀進行討論之後得出的項目，同時還要注意**框架**的存在。例如，雖然都是罹患癌症需要住院的情況，但每一位病患接受的方式卻大不相同。因為有些患者把罹癌視為「損失」，所以會出現想要挽回這種狀態的情形，因此他們會希望接受效果未經確認的臨床實驗或是民間療法。有些患者把接受癌症治療可能帶來的風險看得比罹癌還重，因為在他們的認知中，「一旦接受癌症治療，身體就會遭到破壞」，所以不會接受治療。另外，接受相同治療的患者們，無可避免的會去相互比較彼此的狀態，然後會產生把對方的狀況視為**參照點**的作用。當我們在理解患者的框架時，需要確認什麼樣的

框架符合他們的價值觀，然後在必要的時候出手來做修正。

上述做法在執行上比較費時，而且還需要持續的進行。在這方面，如果透過「預立醫療自主計畫」，支援者就能持續參與患者的決策行為，有系統地去修正偏誤。尤其在治療的初期，對醫師來說是一個能向患者提出「現在是去思考今後可能會面臨什麼狀況」的重要機會。例如，從厚生勞動省針對有關臨終時預立醫囑的研究可以看到，當受訪者被問到為什麼沒有對預立醫囑進行討論的理由時，有56%日本國民的答案是「沒有合適的機會」；另外，當受訪者被問到，「若有機會對預立醫囑進行討論的話，你想討論哪些內容呢？」有52%的人回答會討論自己的病情，有61%的人回答會討論家人的病情與死亡，另外有19%的人則回答，跟醫師進行病情說明及當自己和家人、疾病發生關聯時等相關的談話。在相同的研究中，受訪者還被問到，「你想從哪裡得知『若面臨死亡時，你想接受的治療或不想接受的治療』這類資訊？」有67%的人，回答「醫療機構」。從這個答案中我們可以得知，當要對攸關性命的疾病進行治療時，在治療初期如果能把「討論今後狀況的機會」設為預設值的話，就能促使患者去做思考，這樣一來在面對自己不能做決定的突發狀況時，就能發揮出「避開混亂風險」的作用。

以上是針對高齡者在醫療中，關於決策過程支援的現狀及課題的整理。日本國內關

於醫療的決策，目前還缺乏有系統的整理。但只要能掌握老年人做決策的意向，然後朝著這個方向提供他們支援，就有可能改善醫療過程中的溝通狀況。眼下我們仍然需要更多跟做決策有關的理論性討論。

（小川朝生）

第9章

該如何表達器官捐贈的意願呢？

【本章重點】

- 是否同意器官捐贈的比率，會因為「預設值」的變更而產生巨大的改變。
- 器官捐贈會牽扯到其他不同的決策人，因此很難保持一貫性。
- 政策上的介入，還必須考慮到倫理上的爭議會對整個醫療系統帶來哪些影響。

A先生：「我有看到關於器官捐贈的新聞，但器官捐贈到底是由誰來決定的呢？」

B先生：「在你的駕照背面有『意願表示』的欄位，只要在『我同意器官捐贈』處簽名就可以了。」

A先生：「這麼困難的決定還真的有人會做……我對這件事連有想法都還談不上呢！」

B先生：「根據某些國家的規定，只要『意願表示』的欄位沒有任何註記，就表示你同意器官捐贈了。」

A先生：「真的假的……」

各位讀者是否同意器官捐贈呢？

對於這個提問，回答「同意」的日本人仍然是社會上的少數派。但這並不表示多數派就一定「不願意」，而是因為有某些原因，讓他們維持「不願意」的狀態。那麼這個現象是怎麼出現的呢？

日本在二〇〇九年修法之後，就算本人沒有表達是否同意器官捐贈，但只要得到家

屬的同意，就能執行器官捐贈。在這種情形下，判斷器官捐贈同意與否的就不是當事人了。究竟什麼是「器官捐贈的意願」呢？這一章讓我們用行為經濟學的觀點，來思考這個問題。

1 只要改變「預設值」，同意器捐的比例就會改變

事實上，日本在一九九七年時，就已經制定了「臟器移植法」（臓器の移植に関する法律），然而至今雖然已經過了二十多年，但在器官移植醫療上，仍然存在著諸多問題。其中尤為受到矚目的，就是器官捐贈的數量相對不足。

就拿心臟捐贈的例子來看，在法律開始施行之後不久，每年約有四、五件（圖9-1）。到了二〇〇九年修法之後，雖然數量略有增加，但需要心臟來做移植手術的登錄人數，卻遠遠超過提供的件數。而且在修法之後，有移植需求的登錄人數還大幅增加。或許這是因為移植手術的醫學效果已廣為人知，才會造成需要器官移植的人數呈現大幅增加的現象。日本國內心臟移植機會稀缺的問題，一年比一年嚴峻。這種情況扣除可以活體移植的腎臟，基本上也能套用在其他器官上。

圖 9-1 器捐（心臟）登錄人數和移植件數的推移

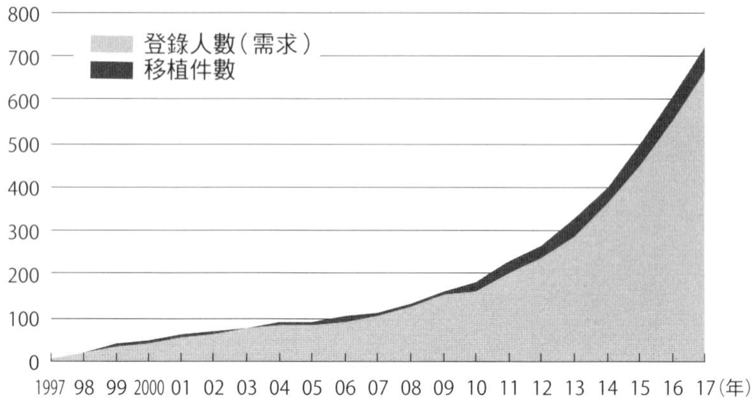

資料來源：日本臟器移植Network

相較於登錄人數，提供件數較少的現象，不只出現在日本而已。但如果把目光投向國外，可以發現不同國家所面對的狀況也不盡相同。根據國際器官捐贈與移植登錄組織（IRODaT）二〇一六年的報告指出，一百萬人中同意器官捐贈的人數，最多的是西班牙的43.4人，日本則為0.8人[1]。在日本接受器官移植的可能性，遠低於世界上其他國家。

提供件數和登錄人數之間存在巨大差距，如果進一步從國際動向的觀點來觀察，可以發現新的問題正在形成。在國內等不到移植機會的患者，會到其他國家尋求移植的機會，這個情形可能讓「器官移植旅遊」蔓延的風險提高。從中還

會衍生出接受醫療機會的不平等，以及器官買賣等倫理層面上的問題。因此提供數量的「稀少」和不公，才會成為不斷受到討論的問題。二〇〇八年時，國際移植學會（The Transplantation Society）通過了明令禁止器官買賣和器官移植旅遊的「伊斯坦堡宣言」（Declaration of Istanbul），並呼籲世界各國應盡力達成自己國內的器官供應。

然而，不同國家之間的差異究竟是如何產生的呢？醫療人類學家瑪格麗特．洛克（Margaret Lock）在對實施器官移植的日本和北美地區進行考察比較之後，對前述提問做出了回應——她注意到日本社會中的生死觀和身體觀，充滿「泛靈論」（animism）的特色，因此強調文化價值觀上的差異(2)。因為器官捐贈會牽扯到和身體及死亡相關的社會文化，所以這些固有的概念，自然會影響到器官捐贈的行為，進而產生差異。不論是把自己的身體當作個人的所有物來看待，抑或身體是來自「自然」的餽贈，還是「身體髮膚，受之父母」的想法，甚至是把身體視為某種社會的共有財產（公物）等，對於器官捐贈的意義都有不同的認知。從日本現行的法律來看，家屬能在決定器官捐贈一事上發揮決策影響力的想法，也算是一種文化上的差異。

但文化中的價值觀和固有概念並無法說明所有的差異。就算是同屬相同文化圈裡的亞洲或歐洲個別國家之間，若想解釋「為什麼會出現以相同人數來做比較時，器官的提

供件數存在明顯差異」這件事，我們就有必要從其他因素來做考慮。有人認為，除了文化中的價值觀，國家在政策和制度上的不同，也會反映在這個現象上。

強生（Johnson）和高斯登（Goldstein）運用行為經濟學的研究方法，對此加以說明[3]。他們透過是否同意器官捐贈的線上實驗，把由捐贈者自己表示同意（選擇參加，opt-in），和捐贈者只要「沒有拒絕」就視為同意（選擇排除，opt-out）的結果拿來做比較後，發現兩者在同意器官捐贈的比率上產生了巨大的差異。這顯示出：依**預設值**的不同，人們對器官捐贈的態度會出現很大的變化。

以導入「選擇排除」的奧地利為例，該國同意器官捐贈的比率高達９９．９８％，與之相對的是採用「選擇參加」的德國，該國同意器官捐贈的比率只有１２％而已[4]。這兩個鄰近國家之間的明顯差異，與其用生死觀和價值觀的不同來做解釋，不如該從表達意願的方式來做思考。採用「選擇排除」的方式，除了可以增加同意器官捐贈的人數，更實際的是還能提高捐贈的數量。

在日本，同意器官捐贈的卡片需要自己填寫，以表明自己是否同意。從這個設計可以知道，日本把「不願意」做為器官捐贈的預設值。由結果來看，日本國內同意器官捐贈的人數比率為１２．７％，和德國幾乎相同[5]。

2 表達意願和不表達意願的自由

雖然採用「選擇排除」可以提高同意器官捐贈的比率，還能預期器官捐贈件數的成長，但這並不表示立刻去改變原有的制度就是一件好事。而且針對器官捐贈採用「選擇排除」的做法，其實存在著許多倫理面上的疑慮。例如有人就指出，「選擇排除」是為了取得人類器官的過度介入行為，至少在日本國內，很多人認為這種擔憂是真實存在的。

根據公益社團法人日本臟器移植Network在二〇一六年所實施的「有關是否同意器官捐贈的意識調查」顯示：對於是否同意器官捐贈，回答「不打算做決定」者的占比為24．4％，回答「還不清楚」者的占比為35．0％(6)。

如果今天採用的是「選擇排除」的方式，並且把「同意器官捐贈」設定為預設值的話，那些回答「不打算做決定」和「還不清楚」的人，就會因為沒有不同意，而成為「同意器官捐贈」者。然而，「不打算做決定」和「同意」根本是完全不同的意思，而且對於「還不清楚」的人來說，在沒有給予充分的資訊來讓他們思考的情況下，就透過

變更預設值改變事態的走向，在倫理上也會引起爭議。正因為變更預設值會產生巨大的效果，因此人們當然會擔心，發生違反個人意志的情況。

面對這種情況，有一種應對的做法是對預設值做更細部的調整。例如關於前文中提到的擔憂，在「選擇排除」的情況下，如果能保留「還不清楚」的選項，就能起到某種程度的緩和作用；又或者把做出決定義務化，將預設值設定為每個人都必須對器官捐贈做出「同意」、「不同意」、「還不清楚」的選擇，也是一種可能的做法。但如此一來，「必須」這樣的強制力，是否能得到社會的認同，會成為我們在考慮到人類的自由為何時，一個重要的爭論之處(7)。

近年在行為經濟學中，出現了和「變更預設值」不同的行為改變方法，其中有一種是來自英國行為洞察小組的研究(8)。英國的器官捐贈，原則上是採用「選擇參加」的方式，因此如何提高同意的比率，成為重要的政策課題。於是行為洞察小組在英國駕駛及車輛執照局（DVLA）的網頁內，放上了八種不同的意象和文宣內容，然後藉由把使用者引導至不同的網頁來做隨機的比較實驗，並且針對個別的意象和文宣內容，能對「同意」數量的增加能帶來怎樣的影響進行檢證。

從結果來看，在八種類型的網頁內容中，「當你面臨需要進行器官移植手術的狀況

圖 9-2　有關是否同意器官捐贈的意識調查

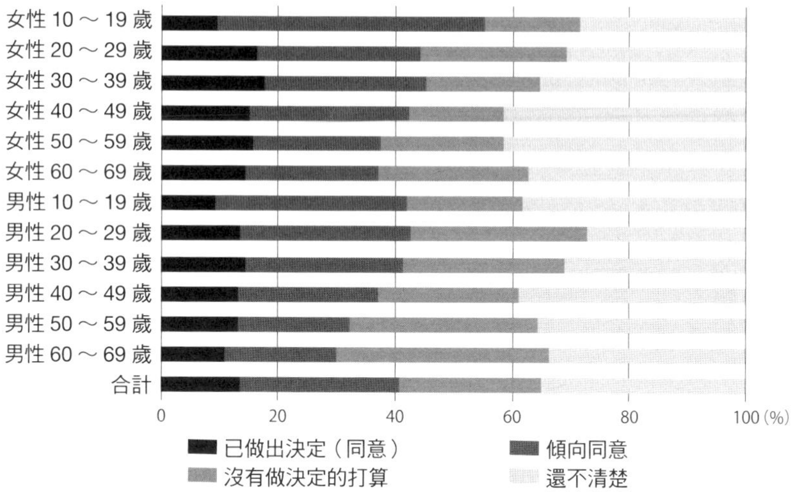

資料來源：日本臟器移植Network

時，你會接受嗎？如果會接受的話，你是否也願意成為他人的施惠者呢？」這種強調互惠性內容的網頁和對照組相比，五週之內同意的件數增加了1203件；一年間同意的件數增加了9萬6000件之多。為了讓人們同意器官捐贈，只是透過「加入文宣」這樣的小改變（助推），就能多少起到推進政策的效果。

在日本，因為有27%的人對器官捐贈「傾向同意（但還沒做出決定）」（圖9-2），所以或許也能利用與英國相同的助推手法，來增加同意的比率。拿助推和變更預設

值相比，前者介入的力道顯得溫和許多。只是透過變動網頁中的文宣和意象，並不算直接介入個人的決策過程，也不會被批評是限制個人的自由。這種只要設計出合適的架構，就能引發行為改變的介入方式，稱為「自由家長主義」，它為我們提供了對於個人意志和自由的新思考方式(9)。

3 認識和「意願表達」相關的偏誤

關於器官捐贈，比起個人的意願表達（同意與否），更值得去思考的是器官捐贈究竟是一種什麼樣的體驗。想要了解這件事，我們就需要傾聽捐贈者（活體捐贈者），或是曾經參與決策的捐贈者家屬們的心聲才行。

然而目前的情況是，不論對捐贈者或對捐贈者家屬所做的調查研究，都還相當不充分，之所以會如此的主要原因在於，器官的流通原則上都是以匿名的形式進行的。從保護和器官相關的人士及其家屬個人資訊的觀點來看，直接聯繫當事人的行為是被嚴格禁止的，因此很難進行較為完整的調查研究。

於是，筆者把目標轉為對「同意讓腦死者做器官捐贈的家屬」進行訪談。筆者從這

些訪談中了解到，有些捐贈者的家屬，會對自己同意做出器官捐贈的決定感到驕傲。但與此同時，也有些家屬雖然過去同意器官捐贈，但日後卻對自己曾經做過的決定進行反省，並為該決定感到後悔[10]。這些和器官捐贈有關的家屬們，絕非每位都是意志堅定不移的人，而且也不是知情同意書中「只要有充分的資訊，就能做出合理的判斷」的這類理性者。真實的情況是，他們會隨著時間流逝所產生的情感動搖、人際關係，以及對社會局勢的判斷等，為自己所做的判斷賦予意義。由於存在著各種情感、認知上的偏誤及心態的轉變，讓發生在意願決定上的問題，隱藏在器官捐贈的行為下——把器官捐贈出去，並不是一件做完決定後就能了結的事情。

其實只要想一下就會明白：捐贈者和捐贈者的家屬並非同為做決定的人。因為在當事人填寫器官捐贈同意卡時，他還不是捐贈者，但從腦死狀態來到器官捐贈時，能夠直接表達意願的人，僅限於潛在的捐贈者和捐贈者的家人及家族。在當事人要執行器官捐贈時，捐贈者並不是為決定負責的那個人。因此，由捐贈者自己做決定，和由捐贈者的家屬來做決定，不論所處的時間點和狀況都不相同。器官捐贈一事在確認過當事人的同意卡後（根據日本現行的法律，就算無法確認也一樣），還必須要由家屬來做判斷，這種會關係到不同主體的行為，是經過制度化的結果。

而且在日本，有關器官捐贈的個人意願，尤其不容易反映出來。實際上是否要執行器官捐贈，很多時候還需要舉行家庭會議，確認家屬們的想法才行。只要家人和親屬中，有一個人不同意器官捐贈或對此事感到猶豫的話，就算當事人有捐贈的意願，也無法執行。之所以會這樣，是為了避免哪怕是絲毫的猶豫，都有可能成為日後不安和缺乏信任感的導火線，讓和捐贈一事有關的人為這件事所困擾。捐贈者和他的家族之間，在做決定時因為採用的框架並不相同，也讓器官捐贈成為集體的行為。因此，在捐贈者的意願無法完全確認的情況下，以家屬的判斷為是否執行捐贈的依據時，就可能發生「當時所做的決定是正確的嗎」這種為自己的決定賦予意義的事情。有時對在世的家屬來說，當事人「到底是怎麼想的呢」，恐怕是永遠也無法求證的遺憾。

在做出器官捐贈的決定後，捐贈者的家屬在心態上有人積極，也有人消極。但不論是哪一種狀態，當心中某種心理狀態發生時，捐贈者的家屬應該要理解，自己正處在「無法以認知理性來行動」的狀況。正如心理學家基思・史坦諾維奇（Keith E. Stanovich）所說，就像人們必須認識自己「知道什麼」一樣，我們也必須認識到：或許自己「什麼也不知道」，否則就無法以認知理性來行動[11]。在無法清楚認識到器官捐贈會引發什麼事情，而且這件事還是由多數人一起完成的集體行為，自然就會衍生出獨特的

不合理之處。

但問題在於：我們該如何面對這種不合理？人類的天性不喜歡「無法建立具體形象」的事情，因為這會讓自己處在不確定的狀態下。行為經濟學中稱這種偏誤為「模糊厭惡」（ambiguity aversion），且能見諸於器官捐贈的過程中。如果用逆向思考來看，要是我們能知道器官捐贈究竟是怎麼一回事，或許就能多少緩和在做決定時所產生的偏誤了。儘管取得跟器官捐贈有關的資訊（特別是大規模共享捐贈者的經驗）並不容易，但這些資訊對於想去思考器官捐贈的許多人來說，可以成為做出較佳決定的判斷材料。

所謂「共享捐贈者」（器官提供者）的經驗，並非在公開場合以某人的名義來做發言，而是在嚴格遵守保護個人資訊的基礎上，把自己的經驗分享給社會。為了實現這個可能，在器官捐贈一事結束後，捐贈者的家屬應該還要能在醫療制度和社會中，維持他們該有的位置。事實上這樣的聲音，從捐贈者的家屬中也能聽到[12]。讓當事人了解器官捐贈究竟是怎麼一回事、對器官捐贈結束後，一定會出現的心境變化提供支援，以及對器官的提供者及其家屬有社會上的考慮，以上三件事不只對當事人來說是必要的援助，同時也是需要器官捐贈時，從整體醫療系統來看應該要有的措施。像日本目前這樣，僅從「保護個人資料」的觀點出發，不去公開有關器官捐贈的訊息，反而會創造出讓人不容

易做出決定的環境，使得和器官移植相關的問題更難獲得解決。

4 器官移植醫療系統的管理政策

本章最後，要藉由檢視日本自二〇〇九年修訂「臟器移植法」後，和器官捐贈意願有關的問題，然後整理出和這個主題相關的政策性問題[13]。

根據二〇一七年的民調顯示，表達願意器官捐贈的日本人只佔了12．7％而已，這個數字從二十多年前開始就沒有太大的改變[14]。其餘八成的人，要不就是不同意，或單純不知道自己是怎麼想的。透過法律修訂，雖然能在不知道當事人意願的情況下，只要經由家屬同意就能進行器官捐贈，因此可以說，這種做法是對那八成多的族群中，「雖然沒有同意，但（或許）也不反對」的人所做的政策性介入。

如果我們把圖9-2中，24．4％明確表示「不打算做決定」的人，都視為「不同意」器官捐贈，那麼他們就包含在由家屬來決定「同意」器官捐贈裡的部分族群之中了。從目前現行的器官捐贈制度來看，日本雖然屬於「選擇參加」的方式，但實際上如果當事人的想法並不明確的話，則可以「（排除當事人的意願）由家屬來做判斷」，如

此一來就成為變更意願預設值的做法了。

有關器官捐贈的意願，如果採用變更預設值的做法，即可視為是強行介入，有關這個部分的內容在前文中已經討論過了——當要面對這種介入時，應盡可能為「不想表達個人意願的想法」留下空間，並對回答「還不清楚」的人，提供能讓他們深思熟慮的機會，這些都是在做架構設計討論時，應該一併進行的事。沒有考慮到這些問題的政策，當然很難避免遭受「這是對人身自由的過度介入」這樣的批判[15]。

我們還要留意到，經過二〇〇九年的修法之後，在做出同意器官捐贈的決定時，家屬們身上的負擔反而比之前更重了。目前日本對於捐贈者家屬的支援，仍然處於完全付之闕如的狀態。像這樣讓處在高度不確定環境下的家屬們，必須成為做出重大決定行為主體的制度設計，對移植醫療整體的治理來說，絕不是一個好現象。

在器官移植這件事情上，若器官的供應不足，就會引發很多問題，但這不意味著只要器官的數量增加，所有的問題就能迎刃而解。除了本章提到的，有關表達個人意願的方式及和家屬之間的關係外，各醫院在判定患者為腦死時的成本，以及醫療現場的負擔等，都需要通過配合實際的醫療體制，摸索出合適的介入方式才行。無意義的增加器官數量，反而會對統整醫療系體產生不好的影響。

變更預設值和不同類型的助推，都能對同意器官捐贈的行為改變帶來一定的效果，這是透過行為經濟學的研究，所得到的重要發現。當我們把這些發現應用在制定政策時，除了要著眼於器官提供數量和器官移植旅遊等當前所面臨的問題之外，還必須追問是哪些人、為了誰，以何種意圖設計出現在這套架構。

（山崎吾郎、平井啓）

第三部分

給醫護人員：

行為經濟學如何釐清決策時的偏誤？

第10章

為什麼一旦開始進行人工呼吸管理就無法停止了呢？——受情感影響的倫理——

【本章重點】

- 維持生命治療的「不施行」和「中止」之所以被視為不同的醫療行為，是因為它深受行為經濟學特性的影響。
- 醫師之所以會猶豫是否要中止病患的維持生命治療，主要原因在於「是否有觸犯法律的可能性」。
- 雖然和維持生命治療的「不施行」和「中止」有關的施行準則，並沒有法律依據，但卻能對諸多因行為經濟學所具有的特性而造成的影響，起到規避或減輕的作用。

〈肺癌第四期患者佐藤一郎先生的家人和主治醫師的談話內容〉

主治醫師：「雖然已經做了抗癌藥治療，但並沒有看到效果。而且還從胸部X光片中，發現大範圍疑似肺炎的陰影。因佐藤先生之前出現呼吸衰竭的現象，所以我們在人工呼吸管理下，進行了肺炎的治療，但病情依舊沒有好轉。由於佐藤先生很不喜歡氣管導管，所以心情不太穩定，針對這個狀況我們目前是使用鎮靜劑來緩和。目前佐藤先生的自發呼吸很微弱，如果中止人工呼吸管理的話，可以預期將很難維持他的生命。」

家人：「其實我先生本來是不願意接受延命治療的。就像醫師所知的那樣，他曾說過希望在病情加劇時，不要做延命治療，由我們照看到最後一刻。但因為聽說治療肺炎或許有改善病情的可能，所以想把握讓自己重拾健康的機會，才拜託醫師幫他裝上呼吸器。但如果已經沒有恢復健康的可能性，我希望能順著他的意願，拿掉呼吸器。」

主治醫師：「拿掉人工呼吸器就等同於提早結束生命，問題是只要開始做人工呼吸管理，就不能停止了。」

1 維持生命治療的「不施行」和「中止」，在倫理上有何差異？

對於只剩下面對死亡的癌末患者來說，如果當事人不想要接受維持生命治療，且醫師評估後也認為治療對患者無法帶來好處的情況下，不施行維持生命治療的做法（後文中以「不施行」稱之），是受到廣泛接受的。例如日本國內幾乎所有的安寧療護機構，都是以患者同意在病情惡化時，不接受人工呼吸管理、血液透析和心肺復甦術等主要的維持生命治療為前提的情況下才能施行。此外，在自己家中等待死亡的病人，一般來說也不會採取維持生命治療。另一方面，中止維持生命治療（後文中以「中止」稱之），卻因為「只要開始進行維持生命治療，就無法中途停止」，讓很多人陷入天人交戰[1]。

也就是說，「中止」和「不施行」在倫理上被視為不同的事情，前者被認為是不該做的壞事。但如果「不施行」和「中止」在倫理上的確是不同的行為，那麼就會產生以下這些矛盾：

1. 從佐藤先生的案例來看，基本上雖然他已處於迎接生命終點的癌症末期，但因

為出現了或許能恢復健康的機會，所以他才開始接受維持生命治療。然而之後卻發現能恢復健康的可能性極低。此時有什麼理由，可以把中止治療的行為，看成是一件「不好的事情」呢？這種做法和一開始就放棄有恢復健康的可能性，採取「不施行」治療相比，有哪裡是該被詬病的地方呢？而且若以「在疑惑中選擇生命」的觀點來看，有時選擇接受治療的做法，和因為不確定的判斷而採取「不施行」治療相比，從人道上來考量反而是正確的做法。而且一般在治療（例如使用抗癌藥物、抗生素）過程中，如果面對很難於事前預測有無治療效果的情況時，都會先開始進行治療然後再做成效的確認，但這麼做卻不會被視作是有違倫理的壞事，所以差別究竟在哪裡呢？

2.

「不施行」指的是，在「接受自然死亡」的方針下，不進行會伴隨痛苦的維持生命治療，患者在病情自然演變的情況下接受照護。另一方面，「中止」指的是，在「接受自然死亡」的方針下，停止已經開始進行的維持生命治療，患者在病情自然演變的情況下接受照護。從前面的敘述中我們可以知道，「不施行」和「中止」都是建立在「接受自然死亡」的基礎上，透過「不進行維持生命治療」的方式，產生「順著病情的發展來迎接死亡」結果的相同行為。方針

（目的）、手段、結果都一樣的兩種醫療行為，在倫理上能被視為是不同的行為嗎？

3. 假設維持生命治療曾一度中止，但之後為了保住性命又再度施行，然而患者就這樣過世的話，也不能把中止治療當作造成死亡的理由。中止治療後，若沒有再恢復治療，只是順其自然地照護病患，如果患者就這樣過世的話，應該視為「沒有開始且不施行治療」。如果「不施行」的結果，能被看做是患者的大限已至，有什麼不能被接受呢？

4. 事實上，心肺復甦（胸骨壓迫）這種最具代表性的維持生命治療，每天在日本各地的醫院中，都會不斷出現「中止」的情形，可以說「中止心肝復甦」已經成為一種常態了，但為什麼中止人工呼吸管理，卻沒有辦法等同視之呢？

如前文所述，假設把「不施行」和「中止」當作兩種相異行為的話，就會產生很多矛盾。另一方面，只要視「兩種行為在倫理上同質」的話，則所有的矛盾都會煙消雲散。其實在英、美等國，在有關維持生命治療不施行／中止的法律與判決、指導方針中，從過去到現在都明確表示「不施行和中止在倫理上屬於同質的醫療行為[2]」。只要維

持生命治療的不施行和中止在倫理上屬於同質的話，就能以「倫理上判斷的一貫性原理（只要兩種行為在倫理上沒有明顯差異，就應該視為是相同的行為）」為基礎，只要「不施行」能被容許，那麼「中止」當然也應該被接受。相反的，「中止」若無法被接受，那麼對「不施行」也該一視同仁，這就是倫理的正當化。

然而到最後，要視「不施行」和「中止」是相異的或相同的兩件事，還是要回歸到每個人的判斷。就算「不施行」和「中止」在倫理上被視為同質的行為是合理的，但依然不能忽視，有人還是會把兩者視為是大相逕庭的醫療行為；就算將兩者視為同質是不合理的，人們也很難逃脫各種來自心理和情感上的偏誤所影響。那麼為何「不施行」和「中止」會被視作兩種相異的事情呢？接下來筆者將從心理上的因素來做檢視。

2 為什麼「不施行」和「中止」會被視為是相異的兩件事？

經由維持生命治療所得到的利益與損失

對於所有的醫療行為，有關它們是否具有醫學上的有效性，都需要對能預期到的好

處（利得）或壞處（損失）進行比較後，才能做出判斷。因此判斷是否要採取維持生命治療時，當然也要把好處（延長生命）和壞處（治療過程中感受到的痛苦），放在天秤上秤一秤才行。在考慮「不施行」時，如果因開始進行治療所產生的身心痛苦（損失）所受到重視的程度，大過因治療而得到「延長生命」（利得）的話，從結果來看，判定「不施行」的行為，在醫學上是妥當的做法，且在一般醫療中是常見的情形。

但對於處在相同狀況下的患者來說，當要考慮中止已經開始的維持生命治療時，如果因終止治療將導致自己會「減少壽命」（損失），比起因終止治療而能「從痛苦中解放」更受到重視的話，中止治療就不會成為妥當的選項（就算患者本身其實並不想接受維持生命治療）。因此，不管是因「不施行」或「中止」所產生的「利得」與「損失」，本來理所當然在本質上並沒有什麼不同。然而原則上應該被視為相同的兩種事物，在「不施行」和「中止」的不同情況下，「利得」與「損失」，到底哪一邊較受到重視？就會呈現出截然不同的結果。

參照點的移動

像這樣，對於維持生命治療「利得」與「損失」的評價，會出現逆轉的現象，其實

源自深受「參照點」不同所影響。人類的心理，會以「參照點」的變化和乖離為基礎進行判斷，然後才做選擇，這是眾所皆知的事實。因此從結果來看，就算實際上是同樣的選項，只要變更「參照點」，判斷和選擇也不會一樣，這也被稱作「**框架效應**」（詳細內容請參照第2章第2節）。當人們考慮「不施行」時，「參照點」是開始治療之前的狀態，另一方面，「中止」的「參照點」，則是已經接受治療後，患者所處的狀態。於是乎，從各種「參照點」的角度所觀察到有關維持生命治療的差異，會得出完全不同的評價。接著筆者將加入「**損失規避偏誤**」會產生的影響，來討論這種差異。

不想蒙受損失（損失規避偏誤）

「損失規避偏誤」指的是：比起得到利益，人們更害怕蒙受損失的恐懼——因為我們會受到這種偏誤的影響，所以心裡當然不希望會受到從不同「參照點」觀察到的「損失」所產生的變化。其結果是，從「不施行」的角度來看，「開始」進行維持生命治療所產生的「損失」，會比從「中止」的角度來看，因「中止」維持生命治療所產生的「損失」更受到重視。而從「中止」來看「不施行」則剛好相反，因為「患者的生命會提早結束」，是「應該避免的損失」，所以會對人們的心理帶來強烈的影響。然而，比

起「因進行治療而產生的痛苦」，如果「不接受治療，讓患者提早結束生命」的結果，讓人覺得更嚴重的話，則「不施行」應該也無法被接受才是。

進一步來說，從「損失規避偏誤」產生的人類心理狀態，像「**現狀偏差**」、「**稟賦效應**」、「**不作為偏差**」等，也會強化「不施行」和「中止」的差異。

想避開激烈的改變（現狀偏差）

「現狀偏差」指的是：想避開激烈的變化，欲維持現狀的偏差。也就是說，因為「不施行」是不讓患者產生新的變化，維持不接受治療現狀的選擇，因此是遵守「現狀偏差」的選項；與之相對的是，因為「中止」是會對進行治療的現狀帶來改變的選擇，所以是違反「現狀偏差」的行為。

綜合上述我們可以理解為，拿「中止」來和「不施行」做比較的話，前者在做選擇時，所負擔的心理壓力會較大。

不想放棄維持生命治療（稟賦效應）

進一步來看，做出「中止」維持生命治療，比「不施行」更讓人感到猶豫的現象，

還會因「稟賦效應」得到強化。「稟賦效應」指的是：因為人們容易高估已經擁有的資產（例如一把價值一百萬日圓的Vintage吉他），所以並沒有要脫手的打算，而且也不會想用相同的金額，去取得相同的資產。同樣的，在對於維持生命治療的看法上，雖然人們會猶豫是否要中止（脫手）正在進行的治療，但在相同的情況下，也傾向不去展開新的（取得）生命維持治療。

患者的死亡是「選擇」還是「命運」？（不作為偏差）

中止維持生命治療的選擇，會讓人在心情上有一種被做出「死亡宣告」的感覺。但不施行維持生命治療和前者相比，卻會讓人強烈感受到「因為這是無法違抗的命運，只能在一旁守護」的情緒，然而，無論是「不施行」或「中止」，「不採取治療」都是自己做出的選擇。患者的死亡是「無法避免的命運（疾病的自然過程）」，這個結果也沒有任何改變。可是把患者的死亡看作是因為「選擇」或「命運」所帶來的不同結果時，那麼也會受到「不作為偏差」的影響。

「不作為偏差」指的是：比起因為自己什麼都沒做，而產生了不好的結果，人們更容易把因為自己做了什麼，才導致不好的事情發生，認為後者是一種「壞事（較大的損

失）」。也就是說，「不施行」是針對不採取治療的現狀，不去做任何改變（不作為）的選擇，這樣一來，人們就不容易感受到，自己有積極去採取任何行動的感覺。從結果來看，當患者大限已至時，也不會覺得這是因為自己沒有任何作為的結果，而是順從天命。與之相對，因為「中止」是去改變進行治療的現狀，所以如果在採取「中止」這個行為後，患者過世的話，本來應該同樣被視為自然的死亡過程，卻會受到「原本應該能活下來的人，卻因為自己的選擇讓他提早離開人世」的心情所影響。

但只要仔細思考一下就會發現，本來「不施行」和「中止」在醫療行為上的意義，都是「不採取治療，只關注病情的發展」，兩者都能解讀為「不作為」。而且實際上在英國的判例中也明確表示，「維持生命治療的不施行或中止，都屬於相同的不作為，在法律上並無差異。[3]」然而在心理上，人們還是會受到框架效果的影響，容易把「不施行」視為是「不作為」，「中止」視為是有所「作為」。

「不施行」和「中止」在心理上是兩種完全不同的行為

看到這裡，想必各位讀者已經明白，和「不施行」生命維持治療相比，讓我們在直覺上容易對「中止」感到猶豫的現象，其原因不一定是來自理性的基礎之上，而是受到

框架效果、損失規避偏誤、現狀偏差、稟賦效應和不作為偏差等，不同類型的心理偏誤所影響。為此，當談論到有關維持生命治療的不施行和中止時，可以先把道理放在一邊，要將兩者視為在心理上完全不同的行為來看才行。

3 中止「維持生命治療」是違法的嗎？

如果能把維持生命治療的「不施行」和「中止」視為是相同的行為來看，兩者之間的許多矛盾，或許就能迎刃而解。然而在現實中，如果真的中止維持生命治療的話，難道不會因為這是違法的行為而吃上官司嗎？其實在醫師之間，「站在個人的立場，雖然可以接受中止維持生命治療，但要實際執行時，還是會擔心自己會被起訴」，像這樣的意見並不少見。

過去日本的確出現過因中止維持生命治療而遭到警方介入調查的案例（二〇〇四年道立羽幌病院事件、二〇〇六年射水市民病院事件、二〇〇七年和歌山縣立醫大病院事件）。這些事件雖然都曾在新聞媒體上引起軒然大波（例如有文章指出「執行安樂死的醫師有殺人嫌疑」），但最終都以不起訴結案。然而，由於這些結果並沒有被報導出

來，所以在大眾心中並沒有留下印象。可以說，媒體對這類事件的處理方式，可以左右人們看待事情的觀點。

就拿羽幌病院的「事件」為例，當時一位九十多歲的高齡患者已經陷入心肺停止的狀態超過半小時了，根據醫師判斷，就算患者能恢復心跳，病情也沒有轉好的可能性，因此中止了患者的人工呼吸管理。事實上，這根本不是一樁該受到社會抨擊的「應視為犯罪的壞事」，司法最後也以不起訴結案（這個事件甚至連「安樂死」都稱不上），但「文字的力量」實在不容小覷。結果這些事情不只牽動到一般民眾的觀感，也對醫師們產生難以估量的衝擊。受到「可得性捷思法」的影響，很多醫師無不把中止維持生命治療視為「某種形式的安樂死」或「違法的行為」。「可得性捷思法」讓人對容易喚起的記憶，採取優先判斷。而人們也的確會受到令人難忘的事件，影響到自己所做的決定。如此一來，原本不知道由誰提出的不成文規定（「只要開始進行人工呼吸管理後，就無法任意喊停」），卻因「可得性捷思法」被確立下來。

然而在現實中，在上述案例結束後，中止維持生命治療的情事依然存在於社會之中（NHK曾播出紀錄片加以介紹[4]）。但事實上，日本已有十年以上，沒有醫師因中止維持生命治療而遭到警方介入調查。從現在的情況來看，只要採取中止維持生命治療，就

會有受到法律介入調查的憂慮，是過度誇大風險的說法，「因為擔心自己被告，所以不能中止治療」，只是一種陷入過度擔心的表現。人類的這種心理反應，可以解釋為是因為深受展望理論中「**機率權重函數**」的影響所致。「機率權重函數」指的是：人們所認知到的機率和實際的機率之間存在著落差，造成人們傾向把低機率的現象，看得比實際會發生的可能性更大的一種偏誤。

只不過，雖然說「擔心成為被告，真的是太杞人憂天了」，但如果一位醫師並沒有依規定的途徑，以獨斷的方式做出中止維持生命治療的話，難道他的行為就沒有可議之處嗎？這是值得我們注意的地方。

回顧歷史，日本在一九八八年時曾發生過一起安樂死事件（川崎協同醫院事件），法院最終判決，牽涉到這起事件的醫師，其行為違法。關於這起案件，身為被告的醫師，因中止人工呼吸管理和使用肌肉鬆弛劑，造成病患死亡。整個過程中，該名醫師沒有進行任何必要的檢查項目，僅以個人的觀點，判斷被害者的病情沒有治癒的可能性，而且還在患者本人意識不明，也沒有提供給他的家屬適當的資訊來做決策的情況下，最後才因沒能確認（被害人及其家屬）是否有中止治療的意願，被法院判定為殺人罪。

從上述內容可知，一位醫師獨斷的醫學判斷，加上患者／家屬在意思確認不足的情

況下，才會有是否形成犯罪的問題。因此，並不是說中止治療這件事本身是違法的，當然也不構成一定會被視為合法的條件。從結果來看，司法判決並沒有明示，中止生命維持治療究竟是違法還是合法的。審理這個案子的東京高等法院表示，「解決中止治療的問題，需要透過制定法律，或與之對應的指導方針……關於這個問題，應該訴諸全國性的議論與檢討，而不是由司法部門來推出一個徹底解決方案。」另外，日本雖然從過去開始，針對維持生命治療的不施行和中止，就有推動法制化的行動（即安樂死法案），但卻從未被提交到國會的議程中討論，因此目前對法制化不能抱有任何期待。

4 醫療「指導方針」能取代法律嗎？

難以推動法制化的原因，從旁觀者的角度來看，應該和受到前述事件的影響有關。二〇〇七年時，厚生勞動省提出了「有關末期醫療決策過程的指導方針(5)」（二〇一八年三月修訂）。這份指導方針中把重點放在患者做出決定的過程，尤其是著重患者個人的想法。然而，重視個人的選擇固然重要，但維持生命治療的不施行和中止的判斷，是會直接關係到生死的事情。而且人們的意念還會不斷變化，容易受到多種偏誤的影響。這

些都和指導方針中，提到「幫助自殺」是違法的行為之間，有整合方面上的問題，因此把決定維持生命治療的一切選擇，都交由患者自己來做決定，是不合理的。所以在和患者做最終確認之前，從醫學上提出這個決定是否妥當的檢討，在正當化「不施行」和「中止」之前是有必要的。

關於中止治療這部分，指導方針是這樣說的：「應由醫療和照護團隊，以醫學上的有效性和適切性為基礎，做出謹慎的判斷。」從這段文字來看，我們雖然可以理解為並不是由醫師一個人，而是由「團隊」來做出判斷。但因為內容中並沒有明示，容許中止等行為的具體條件為何？」因此有不少人提出，實際上不知道該由誰與誰？針對什麼？做出「謹慎的判斷」。為了能夠執行合適的醫療，能夠容許「不施行」和「中止」的條件，尤其是明示有關「達到治療義務臨界」的判斷基準，是許多來自醫療現場人員的心聲。

本來為了讓「不施行」和「中止」的有效性，能夠有法律來做擔保，透過法律來規定具體的條件，會是比較理想的做法。但在缺乏這套法律的情況下，就只能以指導方針的形式，來顯示它之於醫學上的妥當性。於是在上述情形下，專家團體和醫療機構，從不同專業領域中，針對容許維持生命治療的不施行和中止所需的條件，整理出指導方

針(6)。

當然，這種指導方針並不是以法律為依據所制定出來的，它的存在只是為了展示什麼才是實踐較佳醫療的路徑，所以即便遵守該方針也不意味著，這是醫師能夠免除刑事責任的法律依據。儘管如此，當指導方針一問世，「遵守指導方針」和「刑事責任」之間的關係，立刻受到各界矚目。日本老年醫學會的指導方針中主張，「只要以該指導方針行事，對於相關人士在決策過程中所得出的選擇和執行，原則上不會出現司法介入的情形，就算有也是極端的狀況」，關於這段文字，有二十九位法律專家以署名的方式，表達認同之意。

目前，法律專家之間的主流意見認為，關於醫療行為中的「不施行」和「中止」，只要是依照行政部門或專業團體制定出的指導方針，來執行在醫療上具備有效性，且是經過謹慎判斷後採取的行為，那麼在現實中，就算事後遭到警察或法院以犯罪為理由追究責任的可能性極低。因此，就算沒有法律上的根據，只要遵照指導方針行事，也能起到減輕醫師們心理上負擔的作用。

5 指導方針在行為經濟學中起到的作用

來自行為經濟學特性的影響和避免捷思偏誤

在醫療現場中，雖然總是需要不斷做出正確的判斷，但在緊迫的狀況下，卻很少有充裕的時間來思考什麼才是最佳選擇。尤其像是面對關於維持生命治療這樣，存在著法律、倫理、社會面向等敏感的問題時，還需要在同時考慮到加入以實證為基礎的臨床判斷、倫理上的判斷、患者和家屬們的想法、專家的共識決策、法律判決的解釋，以及社會上的共識等複雜的問題後，盡快做出決策才行。正因為僅靠個人深思熟慮的經驗累積存在著極限，所以人們才會受到行為經濟學特性的影響，亦即容易把**捷思法**（經驗法則）當作值得信賴的直覺判斷。

正如某位賢者說過，「倫理道德並非道理，人類的直覺才是最重要的」，這類直覺主義或許有一定的道理，但就算是經驗豐富的醫師，當他要做出極其複雜的判斷時，也很難避開行為經濟學和「**捷思偏誤**」的影響。事實上，在前面提到的「川崎協同醫院事

件」中，犯案的竟然是一名經驗豐富的醫師，可以說讓他能夠把事情想清楚的系統並沒有起到作用。對醫師來說，既然無法忽視隱藏在捷思法之下，各種偏誤所帶來的影響，那麼在事前就制定好關於治療路徑的方針，才有可能做到預防典型的重大疏失。也就是說，藉由指導方針充分發揮「助推」的作用，人們是可以盡量避開偏誤的影響、緩和感性與理性的衝突。如此一來不只在法律問題上，當面對複雜又棘手的倫理問題時，也能期待得到合理、迅速又公平的圓滿解決。

「做決定的規則」能讓人避免輕易做出決定的風險

然而，還是有不少人擔心「只要指導方針一問世，醫師就不會再認真面對每一個個案，導致輕易做出不施行或中止維持生命治療的判斷」。但事實上，在日本小兒科學會制定的指導方針(7)中就有提到，該方針的宗旨為「透過提示具體的條件，以預防輕易得出結論」，而且還刻意不公布容許中止治療的條件內容。

的確，人類在做選擇時會受到惰性的影響，特別是在要做出困難的選擇，覺得心煩意亂的時候，會出現選擇預設值（初期設定）的傾向（**預設選項偏誤**）。因此如果指導方針中，把「對於陷入○○狀態的患者，建議中止維持生命治療」設為預設值，並當成

提示條件的話，或許才要擔心會發生符合陷入特定狀態的患者，會被輕易地中止治療。

但綜觀國內外，不施行和中止維持生命治療相關的指導方針中，都沒有發現如上一段中提到的例子。就算可能成為適用對象患者的條件為「沒有恢復健康可能性的末期患者」，也不可能出現「對沒有恢復健康可能性的患者，應中止維持生命治療」的情形。和一般診療指導方針不同的是，在不施行和中止維持生命治療的指導方針中，針對適用對象患者，並沒有「應該選擇什麼」的規範，而是讓「該如何做選擇」這類程序式的條件，占據主要的部分。

例如，「沒有恢復健康可能性的末期患者」該由誰、以什麼樣的程序來做判斷，都應該公布處理的流程。然而此時如果沒有提示條件的話，反而可能掉入捷思偏誤的陷阱中，變成「彼此該怎麼談都好，只要當場能接受就夠了」。為了不讓商量時過度受到捷思偏誤的影響，對談就需要有方向，並設定出提示程序的條件。像這樣，事前把「做決定的規則」設定為預設值的做法，能在面臨困難的選擇時，讓做決定的過程符合指導方針的規則。諾貝爾經濟學獎得主赫伯特．西蒙（Herbert Simon）曾提出「程序理性」（procedural rationality，理性並非選擇的結果，重點應該放在選擇的過程和方法上），來說明人類理性的局限。不同的指導方針中之所以都重視做決定的過程，就是因為人們

了解到人類的理性有其侷限，所以藉由制定出程序（做決定）的規則，以實現能夠做出更合理，且能讓人接受的選擇。

預防濫用指導方針的「止滑裝置」

在維持生命治療的不施行和中止得到許可後，有時會因適用範圍的不斷擴大，而發生濫用的情形，甚至可能發生讓原本命不該絕的患者死亡，發生令人擔心的「**滑坡效應**」[8]（slippery slope）——就算不提納粹德國時期著名的安樂死政策，我們也清楚知道人類容易摔在「滑坡」上。因此為了不讓人們輕易地滑倒，並讓社會（包含醫師在內）的判斷不至於大幅偏離人們樂見的方向，以「滑坡謬誤」為理論依據，全面禁止針對維持生命治療的不施行和中止，也不失為一種做法。

但在當今社會，「不施行」既已廣泛地為社會所接受，要去禁止它實屬不合理。而如果只禁止「中止」一項，則會產生前面提過的矛盾問題。因此我們需要準備一個「止滑裝置」來取代「滑坡謬誤」，讓人們不會摔在滑坡上才行。而指導方針中的「條件設定」，其實正好可以起到止滑裝置的效果。也就是說，把「沒有恢復健康可能性的末期患者」和「患者有明確的意識」，設定為容許「不施行」和「中止」的實體條件，然後

把沒有滿足這個條件的患者，排除在中止治療的對象之外，藉由這種方式來達到止滑的效果。指導方針中所提示的實體條件，再怎麼說，其作用都不在引導特定對象選擇中止治療，而是防止方針遭到濫用的手段，這點還得銘記在心才行。

利用「承諾」限制醫師的自由裁量權

醫師是執行醫療行為的負責人，因此有使用自由裁量的權限，對決策做出最後的判斷。然而有些人擔心，會不會因為要求醫師遵守指導方針，結果壓縮到醫師的自我約束（裁量權）。關於這種擔憂，其實追本溯源來看，是否遵守指導方針本來就是醫師個人的自由，並非強制行為。由厚生勞動省和不同的專業團體所製作，關於不施行和中止維持生命治療的指導方針，就算醫師沒有遵守，也不會遭到法律上的制裁。說穿了，這就是讓醫師自己來做選擇，掛上指導方針之名的自由家長主義。

人性讓許多人經常會在冷靜做過思考過後，卻不做任何選擇，結果之後因慌張、思慮不周、心理產生動搖、感情用事、自以為是的想法等原因，在有欠深思熟慮下，做出了決定。如果可以在事先把指導方針做為一種**承諾**，限制自由裁量權限的話，當遇到思考和判斷力弱化的時候，就能減少可能做出思慮不周的選擇。從結果來看，還能期待降

低把倫理層面的問題，甚至是會遭到追溯的重大違法事件，歸咎到「個人」的風險。

此外，因為指導方針並沒有把個別案例考慮在內，所以有些人或許會覺得有被強迫接受刻板印象式選項的感覺。但選擇過程和指導方針中所制定的選項，其實並不具有強制性，而且選擇的方法也是公開的，只要「個別案例」是在允許的範圍內，不但可以就此進行討論，也是應該受到重視的地方。避開刻板印象的合理性和尊重個別性（尤其是情感方面），是應該追求的目標。

醫療的目的在於使人得到幸福，然而人們大部分的幸福卻不是來自於理性，而是情感。

（多田羅龍平）

第11章

為什麼在急性期很難做出決定呢？

【本章重點】

- 循環系統的疾病在急性期時，雖然是把「執行心肺復甦術」當作治療方式的預設值，但醫師也必須考慮且尊重「不執行心肺復甦術」也可能是患者對治療行為所做的選擇（價值觀）。
- 針對急性期是否執行心肺復甦術的意願，不論是醫護人員還是患者，都深受認知偏誤的影響。
- 我們必須了解，不論醫護人員使用何種表現形式，都有可能是某種程度上的誘導（框架效應）。

一位七十八歲的男性突然發現自己呼吸困難，之後他被救護車送到醫院的急診室。經過診斷後，確定其症狀為「非ＳＴ上升型急性冠心症」所引發的心臟衰竭。目前他正接受氧氣、利尿劑及強心藥的點滴治療。因為他的左心室射出率只在２０％上下，心臟功能相當微弱，所以醫師認為病情突然惡化的可能性極高。有鑑於此，醫師找來該患者七十五歲的太太和五十歲的兒子，共同商量病情惡化時的應對方式。

醫師：「患者的病情有可能會惡化，當心跳停止時是否要執行心肺復甦術，需要於事前做決定。心肺復甦術包含人工呼吸和心臟按摩……」

患者太太：「突然被問到這種事，我也不知道該怎麼做才好……」

患者兒子：「如果做了心肺復甦術，就能恢復到原來的狀態嗎？」

醫師：「只要發生了心臟停止，之後要恢復自發性循環或回到正常的生活，都不容易。」

患者：「我已經說過要拒絕心肺復甦術了，咳咳……」

患者太太：「他以前的確是說過啦，可是我希望他能活下去。」

患者兒子：「如果還有一點可能性，還是接受治療比較好不是嗎？」

醫師：「（我一直覺得，到了急性期時有可能做得了決定嗎……到底要怎麼樣才能做出合理的決定呢？）」

1 關於循環系統方面的決策

所有的醫療行為都伴隨著做決策。做醫療決策時，首先是從醫護人員開始（進行診斷和判斷是否有治療上的適應問題），接著才輪到患者[1]。如果要針對醫療上的決策進行討論的話，為了不讓內容過於複雜，大部分的情況都是以「醫護人員掌握了完整的資訊，會做出最合適的選擇」這種完美的形象為前提來進行的。然而事實正和本書所強調的剛好相反，醫護人員在做決策時，其實會受到行為經濟學中提到的偏誤所影響。

有關醫護人員和患者，這種分為兩階段的行為經濟學式的複雜決策過程，我們已經在本書前面的章節中見識過了。從行為經濟學的觀點來看，醫護人員和患者在循環系統方面的決策過程中，可以發現兩個頗具特色的問題：

1. 急性期時因必須盡快做出決定，所以會遭遇到時間限定性。
2. 慢性期時以預防為主，不容易達到行為改變。

本章會把重心放在「急性期的決策」上，至於跟「生活型態疾病」有關的行為改變問題，因為已經在第5章討論過了，因此只會在本章最後略為帶過。

為什麼我們需要特別針對「急性期」來進行討論呢？醫護人員除了被期待能做出正確的診斷和提供迅速的治療外，因為有時還要面對可能出現會威脅到患者生命的併發症，因此心理的壓力相當大。而在這種時候，卻又很容易發生行為經濟學中的偏誤。本章的內容，和其他把重點放在理性決策的章節不太一樣，將涉及到「（我們）甚至連判斷決策是否合理的時間都沒有」的問題。

本章會對「當面對上述情形時，醫護人員和患者及其家屬會以什麼方式來做決策」進行整理。我們期待這些內容能成為醫護人員從明天起，在診療時能運用新的視點，和患者一起思考如何做決策的契機。

2 最具代表性的急性期決策——心肺復甦術

急性期最具代表性的典型決策為「是否要進行心肺復甦術（CPR）」？說得更簡單一點，就是決定要不要做人工呼吸管理（或插管）和心臟按摩——這是急性期時會面臨的最重要且最困難的問題。許多醫護人員都會使用「維生醫療」（life sustaining treatment）一詞，來向患者說明人工呼吸管理和心臟按摩這兩種行為。使用「維生醫療」的原因在於，這主要是針對心臟停止運作的患者所進行的醫療行為。

實務上，心肺復甦術還可分為BLS（基本救命術）和ACLS（高級心臟救命術）等不同的等級，只要是醫護人員幾乎每個人都有能力執行。幾年前有一名護理師在舉行相撲的土俵上為患者進行心肺復甦術這件事，曾在日本社會中蔚為話題，當時該名護理師所做的就是BLS。在汽車駕訓班會學習到的心臟按摩和氣道處理（當心臟停止跳動時，人無法自發性呼吸）等，稱為BLS（Basic Life Support）；在此之上，使用藥物和難度較高的氣道管理（氣管插管，即以人工方式讓患者呼吸）的做法，稱為ACLS（Advanced Cardiovascular Life Support）。順帶一提，BLS和ACLS在醫

學上是很普遍的事情，依據美國心臟協會制定的指導方針，全球每五年就會對相關內容進行更新[2]。因為是極為普遍的事情，所以只要是上過講習課程的醫護人員，都接受過相當明確又詳細的動作指導，因此都能在病患發生心臟停止時立即施行（例如前面提到，在相撲土俵上進行心肺復甦術）。

由此我們可以知道，施行心肺復甦是一個預設值——既然是預設值，所以對於任何細部動作都要求做到精確，雖然乍聽之下好像很理所當然，但這種做法確實在維持病患的生命上，起到了相當大的作用。

3　不執行心肺復甦的決定（變更預設值）

實際上，大多數的醫院和醫護人員，會在病情極有可能惡化的急性期患者住院時，詢問他們「是否要接受CPR（包含人工呼吸管理和心臟按摩）[3]」。或許有讀者會納悶，為了延續患者的生命，既然都已經把心肺復甦術設為預設值了，為什麼還要「事前詢問患者，是否要接受CPR呢」？其實這和患者的想法已隨改變有很大的關係。

各位讀者應該很容易就能想到，有越來越多人認為，就算靠著人工呼吸器能延續一

個人的生命，但如果患者無法和其他人進行溝通交流，也沒有辦法恢復到生病前的體力和生活的話，只是留著一口氣，實在沒有多大的意義。因此為了尊重抱持這想法的患者，才需要再次做確認。然而正如本書第10章所提過的，如果不希望執行心肺復甦術，就要在患者意識清醒的時候，和他就「不執行心肺復甦術」一事做出確認。以尊重患者的價值觀為前提，決定不執行CPR的行為稱為「放棄急救聲明」（DNAR）。——這是醫護人員和患者之間在做決策時，在前提條件上所共同面對的問題(4)。做下DNAR的決定，從行為經濟學的觀點來看，就是把原本「執行心肺復甦術」的預設值，變更為「不執行心肺復甦術」。

4　患者做的決定：有可能把「預立醫囑」當作解決方案嗎？

到目前為止，筆者已經針對心肺復甦術的決策相關內容做過說明，接著要來談「何時」執行這件事。從本章開頭的例子可以清楚知道，當患者處在身體狀況很差的「急性期」時，要決定是否執行心肺復甦術不是一件容易的事。因此在過往的經驗中，關於決定是否執行心肺復甦術的時間點，不會在「急性期」，而是在「事前」，這就是本書在

第8章中提過的「預立醫囑」（AD）和「預立醫療自主計畫」（ACP）。

然而，不論是AD或ACP，當這些方法拿來應用在臨床現場時，經常會發生處在急性期的患者，瞬間推翻自己做過的決定的情形。這些看起來並不理性的決定，其實有許多地方都可以用行為經濟學來做說明。例如，有些患者一聽到「最近，一位朋友已經無法離開人工呼吸器生活了」或「有人因為做了心臟按摩，肋骨都被壓斷了」這些話，就會改變自己原本的決定，這就是典型的**可得性捷思法**。另外，雖說AD和ACP要在「事前」做決定，但是當患者把將來依賴人工呼吸器，和當下維生醫療所需要的狀態進行效用比較，然後再來做決策時，就會受到**當下偏誤**的影響，過度低估未來的情況，所以才會出現這麼多無法做出理性決策的情形。

「急性期」的一個特徵是，因為做決定時需要爭分奪秒，因此很多時候都會遭遇需以經驗法則或手邊的資訊來做判斷的情況（捷思法）[5]。例如患者雖然已經做出「不要執行心肺復甦術」的預立醫囑，但是當眼前的患者處在極為痛苦的狀況時，家屬們可能就會希望能對他進行維生醫療。當預立醫囑和治療方針不同時，可以用當下偏誤來理解。因為「事前做決定的時間點」和「急性期所處的當下」並不一樣，所以對決策會產生反向的作用，這是我們應該要了解的地方。

其實在醫學上，有許多狀況遠比我們所想的還要複雜。本章使用易於理解的「是否要執行心肺復甦術」當作案例；在做決策方面，也只單純考慮到患者是否會對人工呼吸器產生依賴，以及心肺復甦術本身的效用。但在真實情境中，為了安裝人工呼吸器，可能會發生插管失敗的意外，還要面對血流力學上的問題，這些都會對造成心肺停止的原因帶來很大的影響。「醫療是一套完美的體系」只是患者理想中的產物，因為在真實的醫療現場中所能得到的資訊，在使用上其實有其界限，所以才會引發出這麼多問題。

患者的病情「是否有可逆性」？這是另一個家屬經常提出的問題。在這個問題背後，隱藏著家屬想要延後做出選擇的期望。也就是說，家屬們不希望看到「現在的決定會對日後造成影響」。很多時候，病狀實際的不確定性，超過患者和家屬所能想像。這是醫護人員和患者之間對於風險認知的差異。如果我們繼續就每個原因深究下去，那麼作為案例的模型將會越來越複雜，且更加難以使用。本章礙於篇幅，無法對模型中的所有問題點加以說明，因此才用單純的狀況來舉例。

目前臨床現場的現況是：就算患者做了AD、ACP的決定，但最後當患者的狀態急遽惡化時，醫護人員（和家屬）還是會去揣摩病人的意思。因此在事前做決定，雖然能對AD、ACP起到一定的效果，但實際上卻不能把急性期所有的決策都等同視之。

而且還有資料指出，在急性期做決定時，反而會比平常更容易倚賴直覺(6)。理想上，在理解「事前決定」和「需要立刻做出判斷的急性期決定」之後，我們期待醫護人員就能毫不動搖地，以理性的態度盡最大的努力，來支援患者做出的決定。由於最終的決定就處於「急性期」，因此當醫護人員在某個程度上，收集好患者用來做決定的資料後，要做的就是對其進行具體的分析。而在不同的醫療機構裡，也要建立起像這樣的程序，並對其進行檢證才行。

5 急性期的決策：反映出醫護人員的心情

關於患者的非理性決策，我們已經在其他章節中談論過很多次了，這一節中的內容，將涉及急性期時醫護人員這方在做決策時，應該要注意的地方。

經常可以見到的情況有以下兩種：

〈案例1〉

一位九十三歲的男性，患有慢性心臟衰竭和慢性腎衰竭，目前在接受透析治療中。

雖然他沒有明確的預立醫囑，但對於不斷進出醫院，也感到些許疲累，家屬們也都不希望進行太積極的治療行為。這位男性的呼吸相當困難，氧合能力很差，從醫學角度來看，需要進行人工呼吸管理。

〈案例2〉

一位三十歲的女性，過去並沒有特別的病史。昨天她說自己幾天前因感冒症狀而引發腸胃炎。她到醫院看診當天，身體的狀況相當差，當時她的血壓為80／60㎜Hg，心率為150bpm，血氧飽和度為78％（100％氧氣儲存面罩）。目前還聯絡不上她的家人。

一般來說，面對案例1的情況，主治醫師會建議「因為維生醫療對病患的負擔較大也不舒服，因此採用不會帶來負擔的治療方法是較好的選項」；而在案例2中，醫師不使用維生醫療一詞，建議也改成「因為病情有變化，所以要使用呼吸器來輔助呼吸，我們會幫助妳的，加油」。像這樣面對相同的醫療行為，卻使用差異甚大的表現方式來做建議的情形，其實相當常見。

日語的表現形式有其曖昧之處，像案例1中使用的日語讓人感到消極，而案例2中的日語則讓人感到積極。這也可以稱之為第2章第2節中出現的「框架效果」。我們必須理解，在醫護人員當中，有些醫師在某種程度上，會把患者引導至他所決定的方向，尤其是在急性期時的決策過程中。

在醫師和患者做決策（進行醫療會談）時，會出現在第4章提到家長式領導的情況。正如「家長式領導」字面上的意思，這是父母對子女發揮強制力、國家對人民某種程度展現約束能力的表現。醫師也應該要意識到，自己其實在無意間，也使用了這種「權力」。因為不經意地去做引導，是以自由家長主義的思考方式為基礎，因此很多時候並不是在適當的臨床現場中做出決策。案例1和案例2中，醫師所做的說明都算是引導。當然大部分的醫師都會以臨床倫理中的「不傷害原則」為基礎，在考慮過患者的情況後，才做出選擇。然而在現實中，對於有關做決策時所提所供的資訊，我們很難不去優先考慮某些選項。

例如「有30%以上的死亡機率、有50%的機率會成為依賴人工呼吸管理的狀態」，就算醫師拿表示機率的數字來做說明，還是有許多患者和家屬無法理解。會發生這種狀況的原因，其一是患者和家屬們缺乏醫學知識的素養，其二是醫師和患者及其家

屬之間，對風險存在著認知上的差異。醫師應該認識到，不管哪一種表現形式都存在著框架，會對病患和家屬產生影響。

認識到這一點後，除了要有醫療會談技術，以及心理學和倫理學方面的知識外，行為經濟學和語言學也是必須涉略的內容。有一個要特別注意的地方是，本書第 4 章曾提到，如果資訊太多的話，大腦會發生無法完全處理的狀況。因此醫護人員應該要了解，當選項過多時，病患將很難做出適宜的選擇(7)；而患者如果多少能做到把簡單的決策加以整理，對他們來說也比較容易做出決定。當然這對醫護人員而言，也會是美事一件。從側面來看，筆者也期待看到醫療機構能準備好更為具體的執行程序。

6 為急性期做好準備的病患和醫師

最後筆者還要再談一下循環系統的另一個重要面向——預防。不論是預防某種疾病的初級預防，或預防疾病再次發生的次級預防，只要是為了不得到某種疾病的行為都稱作「預防」。和癌症不同，循環系統領域（包含腦中風）中，特別是和動脈硬化相關的疾病，從二十世紀中葉開始的美國佛明罕心臟研究（Framingham heart study）開始，在

研究上已經取得了許多成果(8)。讓人感到意外的是，這些預防研究的成效，就連非從事醫療相關的人也都知道。像「代謝症候群」這種專業用語，或高血壓會對身體造成不好的影響等，早已是人盡皆知。另外像改善生活習慣，就能預防高血壓、高脂血症、糖尿病和菸癮等，相信也是大家都耳熟能詳的預防知識。

從生活習慣的重要性來看疾病預防的對策，可以發現行為經濟學式的原因，會發揮重要的影響。這一節要討論的內容，和本章一直在討論的急性期時的決策不同，而和接種疫苗的效果，以及是否要接種疫苗的決定較為接近。但改變生活習慣，可不像接種疫苗那樣，只需執行一次就能解決問題，而是需要進行持續的努力才行，這是兩者之間最大的差異。而這個差異也是「生活型態疾病」中的重大問題。

因為和生活型態疾病之間的關聯性，和討論癌症時的方向較為接近，讀者可以參閱本書前面章節的內容。這裡舉吸菸為例，個案中五十六歲的某中小企業老闆佐藤先生，曾在三年前發生過心肌梗塞。

醫師：「佐藤先生還在抽菸嗎？」

佐藤先生：「醫師，我實在無法戒菸。」

醫師：「可是這樣一來，可能還是會出現心肌梗塞或腦梗塞的情況喔。」
佐藤先生：「我不會給家人添麻煩的啦，時候到了該走就走。」
醫師：「可是只要不抽菸，發生心肌梗塞或腦梗塞的機率都會降低。」
佐藤先生：「這個我都知道，可是我的身體現在真的沒有出現疼痛的狀況。」

類似上面的對話經常可在醫療現場中見到。一般讀者也可以試想一下，自己是否也有把香菸作為減肥或一種有依賴性的娛樂這樣的情形。社會上現在對非自願性吸菸（二手煙）這件事，已經展開許多討論。而在醫療工作現場，做為曾經發生過一次心肌梗塞病患的次級預防，醫護人員當然會希望患者能了解現況，並戒除菸癮。這是當下的快樂和將來的健康之間的選擇題，結果會取決於將來的健康在當下有多受到重視，關於這個部分，是本書在第2章中討論過的時間貼現問題。就行為經濟學來說，這是一個容易陷入當下偏誤的狀態。對於患者也覺得不好，但卻無法改掉的生活習慣，雖然患者並不是有心要和醫護人員唱反調，但是對醫護人員來說，患者沒能做到原本要改進的行為，會讓醫護人員產生焦躁等負面的情緒。把血壓、體重減輕和吸菸等全都納入觀察的範圍內，生活型態疾病這個名字取得還真是傳神，與此同時也傳達出，生活習慣的行為改變

之於人們的重要性。

實際上跟「行為改變」有關的討論，已經出現了好幾種不同的方法論，例如第5章提及的跨理論模型，就是其中一種(9)。

目前在日本，以減重為目的的健身中心裡，最善於利用「承諾」的RIZAP這家公司，已取得商業上的成功。同樣的，行為經濟學的思考方式，也能有效地運用在養成生活習慣的行為改變中，其中尤以「助推」的效果最受期待。當我們意識到，如何把行為經濟學應用在醫療領域的行為改變時，更重要的是讓醫護人員和患者們，共同來思考這件事。

7 醫護人員應該要了解的偏誤

本章到目前為止，已經廣泛討論了以急性期為中心的決策和行為經濟學之間的關係，最後一部分還論及生活型態疾病（慢性病）的行為改變。此外，文中有多處提到當下偏誤，這也讓我們了解到，「決策會受到時間軸影響」的這件事不可小覷。本章一再強調，循環系統疾病在「急性期」時，做決策的困難之處。筆者認為醫護人員應該了解

以下這兩件事。

第一，患者及其家屬身上，因為存在著許多認知偏誤，所以很容易做出不理性的選擇。因此醫護人員要去思考，應該以何種方式，來向患者及其家屬提供容易理解，既有效又合適的資訊。同時還要留意，得從醫學知識（素養）、資訊的適當性和資訊量的觀點來加以檢視；第二，醫護人員自身也會在不知不覺中，任意地向患者提供資訊。為此，醫護人員應該對「如何」提供資訊這件事，進行刻意的觀察。至於有關提供資訊的方法論，目前我們都還需要持續努力學習才行。

（水野篤）

第12章

為什麼不同醫師的診療模式會有所差異呢?

【本章重點】

- 醫師並不一定總是能做出理性的判斷。
- 和男性醫師相比,女性醫師比較會去遵守指導方針。
- 由女性擔任主治醫師的患者,相較於由男性擔任主治醫師的患者,死亡率較低。

女性醫師：「你好，敝姓田中，是你新的主治醫師，以後還請多指教。」

男性患者：「啊！怎麼會是女醫師？如果是男醫師的話會讓人更放心。」

女性醫師：「關於你的病情，因為我是這方面的專家，經驗也很豐富，所以請不用擔心。到目前為止，我已經幫助過很多和你有相同疾病的患者重拾健康，我也會關注最新的醫學資訊，並以此為基礎來進行治療。」

男性患者：「雖然妳都這麼說了……但之前那位男醫師真的很幹練，一下子就決定好治療方針，讓人覺得很靠得住。」

1 醫師的判斷並不全然是合理的？

在日本，想成為一名醫師得先通過升學考試的洗禮，然後在醫學系裡學習大量的知識，接著還要通過國家考試合格、接受嚴格的實習，最終才能夠成為一名醫師。因此許多人都存有這種幻想，認為這些經過層層考驗的醫師，肯定能像電腦一樣，做出冷靜又合理的判斷，為患者提供合適的治療。然而根據許多研究報告指出，結果似乎並不是如

此。醫師也是人，有時也會做出「不合理」的判斷。

在美國，一篇由伊莉莎白．麥格林（Elizabeth McGlynn）於二〇〇三年發表的論文，讓人們開始意識到，醫師們的診療有必要受到更嚴格的檢視才行。麥格林的研究是由幾位醫師，透過縝密的核對美國醫院的病歷（醫療紀錄），找出有多少比例的患者，接受了合適的治療。從這項研究的結果可以得知，當人們生病到醫院就診時，竟然只有55％的病患，接受了指導方針所建議的適切治療[1]。這個研究結果給社會帶來了不小的衝擊。最近，美國雖然又再次進行類似的研究，但所得到的數據依然沒有改變，可以說過去十年來，這個狀況一點都沒有獲得改善[2]。而在日本，相同的研究也得到了和美國一樣的結果，在胃癌患者的治療上，只有68％的患者接受了合適的治療[3]。由此看來，醫師似乎並沒有辦法像電腦一樣，以高精度的方式進行醫療工作。

醫師們彼此的診療模式存在著很高的離散程度，這已經不是一個新聞了。筆者們的研究也顯示出：儘管患者住院時所支付的醫療費用呈現一定的離散程度，但在同一間醫院內，因不同的醫師所造成的費用差異，比不同醫院之間的離散程度更大[4]。也就是說，患者支付的醫療費用是高或低，與其說存在著院際之間的差異，還不如說找哪一位醫師看診，所造成的影響更大。而且，拿醫療費用較高的醫師和較低的醫師相比之後發現，

兩者之間患者的死亡率並沒有差別。

2 女性醫師的病人死亡率較低？

在筆者們所做的其他研究中還發現，因內科疾病住院的患者，如果主治醫師為女性的話，和主治醫師為男性的病患相比，死亡率較低(5)。這項研究是以分析二〇一一至二〇一四年間，美國醫院中緊急住院（排除原本就預計要住院）的病患裡，六十五歲以上高齡患者的資料（約130萬件）所得到的結果。而且是在排除了患者疾病的嚴重程度和醫師個人其他因素（年齡或從哪一間大學畢業等）的影響後，以在相同醫院中執勤的男性和女性醫師來進行比較。該研究所得到的結果是：主治醫師為男性的患者，在住院後三十天內死亡的比率為11．5％；而主治醫師為女性時，這個數字則為11．1％，這個結果在統計的顯著性差異（無法用偶然和誤差來說明）上較不明顯（圖12-1）。

雖然我們已經排除了從資料可以理解的範圍內，患者疾病嚴重程度所產生的影響，但或許還存在著一些無法排除的錯誤。為了釐清或許存在這種可能性，筆者們把注意力轉到「醫院整合醫學專科醫師」（hospitalist）上。「醫院整合醫學專科醫師」是美國

從一九九〇年代開始快速增加的新型專科，這個專科不接受一般門診的病人，所屬的內科醫師只對住院的病患看診。因「醫院整合醫學專科醫師」是以排班的方式執勤，因此由誰擔任主治醫師，和患者是在什麼時候身體出狀況需要緊急住院，都無法事先安排。因此藉由進行男、女「醫院整合醫學專科醫師」的比較，筆者們相信可以排除患者病症嚴重程度之外的影響。

從結果來看，男性醫院整合醫學專科醫師的患者，死亡率為11．2%，而女性醫院整合醫學專科醫師的患者，死亡率為10．8%。由此可以得知，女性醫師的患者死亡率較低，具有統計學上的顯著性差異。

或許有些人一看到，兩者在死亡率數據上的差異只有0．4%時，會覺得這個差距未免也太小了吧。但因為本研究所使用的是超過100萬人以上的資料，所以能夠以相當高的精度得出，醫師因性別不同會有差異的結果。0．4%的差距，不是用誤差可以解釋的顯著差異。

然而因數字上的差距太小，使得有些人會懷疑，這在臨床上是否具有實際的意義。事實上，死亡率的差異為0．4%這個數字，和美國過去十年間，經證實六十五歲以上高齡患者的死亡率低下的數字，幾乎是相同的(6)。過去十年，新的藥物和醫療技術持續開

圖 12-1　男性／女性醫師在患者死亡率上的差異

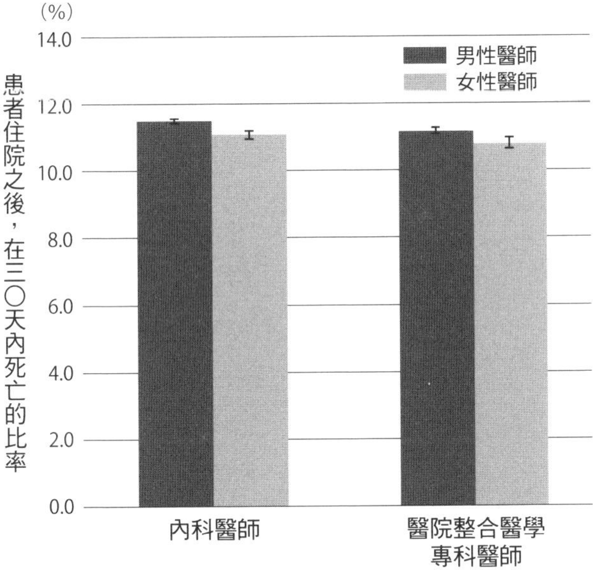

資料來源：Tsugawa, 2017.

發，醫院也對醫療安全方面投入了許多心力。這些在醫療領域中的「改善程度」，和男、女醫師在患者的死亡率上所呈現出的差異，在顯示出來的程度上幾乎為相同水平。可以說，0．4％這個差異從臨床上來看，也不容忽視。

其實從過去的研究來看，和男性醫師相比，女性醫師比較會按照「指導方針」來進行治療[7]。報告還指出，女性醫師提供的醫療服務，也比較會以患者的立場出發[8]。雖然我們已經知道，醫師會因性別，產生

診療模式上的差異，但透過筆者們這次的研究可以知道，這個差異並非只是離散程度的不同而已，還是會影響到患者生死的重大問題。

但追本溯源，為什麼男性醫師和女性醫師之間在診療模式上會有差別呢？醫學上的判斷大多有堅實的科學依據，本應不會受到性別影響才是。而且在醫學系學習和擔任實習醫師時的教育內容，也沒有因性別而有改變。由此可以推測，造成男、女醫師在診療模式上的不同，相當有可能是因為兩者之間，存在著在本質上更為根本的差異。

當筆者們試圖從醫學以外的地方來找答案時，發現了一件相當有意思的事情。從股票買賣等投資行為模式中來看，可以發現女性的做法偏向風險規避，而男性則顯得自信過剩。這件事似乎暗示了：男、女對於風險的態度有可能並不相同[9]。或許這和走進日本的柏青哥店裡一看，發現男性客人的數量遠多於女性這個現象有所關聯也不一定。因此筆者們認為，女性醫師比較會忠實地執行指導方針並傾聽病人的話，其原因除了有女性風險規避的傾向外，同時也是為了想降低醫療行為中的不確定性。

醫療行為伴隨著巨大的不確定性——就算經過手術治療，也不能保證患者就會痊癒。無法符合期待的風險，一直都存在著。在這種情況下，還要持續做出決定的醫師們，會因為風險偏好而改變診療模式，當然是再自然不過的事了。

然而，在對不是醫師的一般人所做的研究報告中，卻得出了「男、女性之間不存在風險規避的差異」，和「女性比較有風險規避傾向」等兩種不同的結果。但有意思的地方在於，沒有一項研究指出，男性比較有風險規避的傾向。因此不論如何，都可以說女性屬於風險規避的類型。回頭來看，如果我們了解了女性屬於風險規避的類型，那麼當然也能理解為什麼女性醫師會比較遵守指導方針，並會去傾聽患者的聲音了。

3 利用「助推」來優化醫師的診療行為

直到不久之前，行為經濟學的研究，主要還是以改善患者的行為作為目的。但最近幾年開始有人注意到，這門學問應該也能用來有效地改善醫師的診療行為。

最近開始有人推動，透過「助推」來促使醫師選擇更適切的診療模式。抗生素對病毒引起的感冒其實並不起到任何作用，但因為患者經常會要求醫師開立抗生素的處方，所以有不少醫師也就照辦了。為了減少這種不適切的處方，美國的研究者們使用不同類型的助推，進行隨機對照試驗。例如，如果讓醫師在使用電子病歷，對感冒開出抗生素處方時，需要對其正當性提出文本資料（free text）說明，而且還能「讓其他醫師

同僚也能看到」（Accountable justification，可解釋的理由）的話，那麼抗生素處方的使用（和對照組相比）就會減少7．0％[10]；同樣的，以電子郵件的方式「讓醫師知道」（Peer comparison，同行對比），和優秀的同僚（對於感冒較不會使用抗生素處方的醫師）相比，自己開出了多少抗生素的作法，也能減少5．2％不適切的抗生素處方。

在日本，也已出現對醫師使用「助推」的案例，例如厚生勞動省為了推動使用「通用名藥物」（非專利藥），於二〇〇八年時，在處方籤中設置了「無法替換為非專利藥」的欄位，當醫師不能把處方中的藥品替代為非專利藥時，需要在該欄位簽名才行。做了這個改變之後，預設值本來是使用新藥的情況，就轉變為使用非專利藥了。

然而，助推的介入行為一旦中止後，根據後來的研究可以得知，會呈現故態復萌的結果（圖12-2）。因此，把助推納入系統內，使其發揮中長期的效果，或許有其必要性[11]。

以行為經濟學的理論，藉以影響醫師的診療行為，這件事在世界上雖然還處於方興未艾的階段，但今後的研究成果令人拭目以待。

（津川友介）

圖 12-2　醫師對感冒開出抗生素藥物處方比率的演變

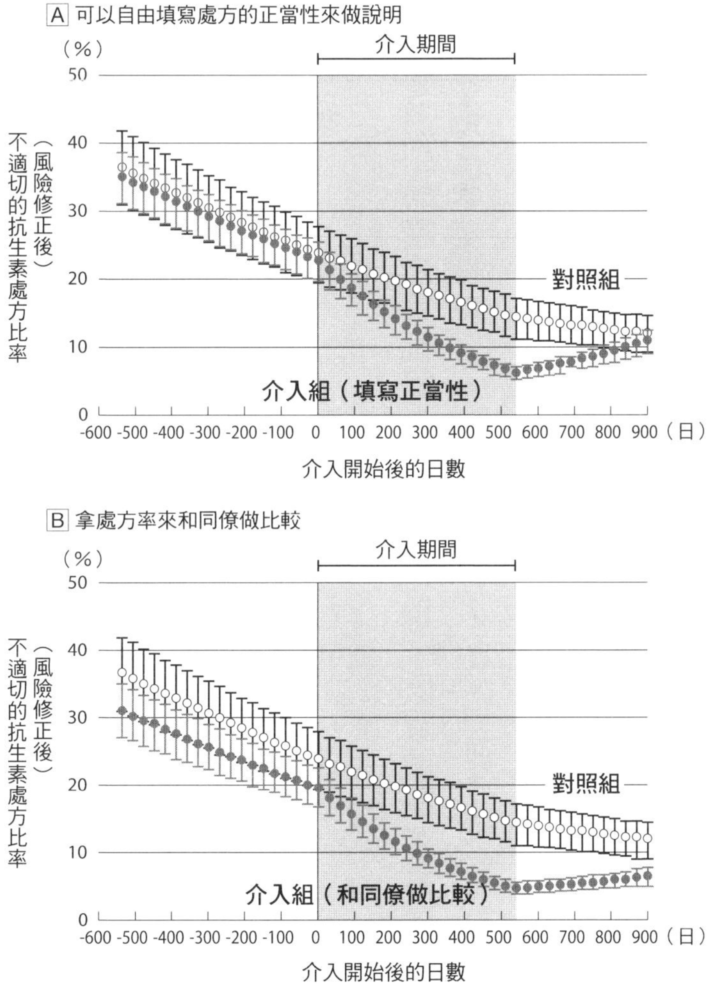

資料來源：Linder, 2017

第13章

富有同理心的人，難道不適合擔任護理師嗎？

【本章重點】

- 越是富有同理心的人，不代表就越適合從事護理師這個職業。
- 容易把病患的喜悅當作自己的喜悅，這類護理師其實容易陷入職業倦怠。
- 研究指出，具有上述特質的護理師，有使用安眠藥、鎮靜劑、抗憂鬱藥的傾向。

護理師A：「對了，負責安寧療護大樓的C，最近好像很少看到他耶，發生什麼事了嗎？」

護理師B：「C的精神狀況好像出了些問題，從上個月就開始休息沒上班了。」

護理師A：「這樣啊……C是一個心直口快的人，之前也說過想努力做好安寧療護的工作，他本人想必很不好受吧。」

護理師B：「C在工作上和病患之間的距離靠得太近，所以會受到患者的影響，讓自己意志消沉。而且如果總是陪在一位病患身邊，傾聽他們的話，那麼當然騰不出時間來做其他工作。和C同一個團隊的同事，好像還和他發生過爭執。」

1 護理師的利他性

許多人都認為，有同理心的人適合擔任護理師。和同理心相近的行為經濟學概念，就是**利他性**。利他性指的是：一個人能夠把他人的喜悅當作是自己的喜悅，而且還是能從幫助他人的行為中，找到喜悅的一種特質。因此許多人會認為，越是擁有類似如利他

性特質的護理師，不論在哪一種狀況下，都能站在患者的立場，設身處地的來進行照護，是再自然不過的事了。

就連護理學校這種培育護理師的機構，在他們的價值觀中，也認為護理師應該具有利他性。找幾份護理學校的招生簡章來看，會發現很多學校，都是以「培育出能相互尊重，並能以利他精神為基礎採取行動的護理師」做為教育方針。

然而，正如本章開頭的那段對話內容所示，筆者經常可以從醫療現場護理師說的話中，解讀出他們認為「利他型的人不適合從事這個工作」的想法。還有護理師說，和他同時期進入醫院服務的利他型同事，因為過度關心病患，結果讓自己身心俱疲，最後提早離職了。

據說負責面試護理師的人，如果遇到一昧關心患者心情的護理師時，還會當面提醒他們。有人指出，在這種類型的護理師中，有些人無法清楚說明醫院的規則和照護工作的內容，甚至不去做儘管會讓病患不高興，但卻需要執行的應對措施。

利他型的人，真的適合擔任護理師嗎？筆者們的研究團隊，透過對護理人員進行問卷調查和資料分析後發現，利他型的護理師，其中又以「**純粹利他型**」這種利他類型的護理師，相當容易出現職業倦怠的狀況(1)。職業倦怠指的是：當某人長時間承受過多超過

自己所能應付的壓力時，做事的熱情和幹勁就會減退，最後呈現身心俱疲的症狀。這種症狀也稱為「職業過勞」，症狀嚴重的護理師很容易就會選擇離職。如果具有某種利他性的護理師，真的容易發生職業倦怠的話，這個結果就會開始讓人們對「利他型的人適合當護理師」這種廣為流傳的說法，產生懷疑。

本書在第2章曾提到，純粹的利他性，是行為經濟學裡利他特性中的某種類型。加州大學聖地牙哥分校的詹姆斯・安德烈奧尼（James Andreoni），曾把利他性分為「純粹利他性」和「熱光效應」兩種類型(2)。純粹利他者，會把他人的喜悅當作自己的喜悅，把他人的悲傷當作自己的悲傷，他們是「共感性」（empathy，也可稱之為同理心）很強的人。一般認為，純粹利他型的護理師，透過照護行為來緩和病患的痛苦時，能夠感受到自己內心油然而生的喜悅。另一方面，有熱光效應的人，喜歡提供執行照護工作的自己，他們能從照護工作中發現屬於自己的喜悅。一般認為，熱光效應型護理師的喜悅，比較不容易受到患者病情好轉或惡化的影響。

那麼為什麼越是純粹利他型的護理師，越容易出現職業倦怠的情形呢？筆者們嘗試進行的解釋如下：因為純粹利他型的護理師，會把患者的喜悅當作自己的喜悅，把患者的悲傷當作自己的悲傷，因此當必須直接面對患者的死亡或病情惡化時，他們的狀態也

會和患者產生連動，甚至對自己的精神層面造成負面影響。另外，國外也有研究報告指出，越是利他型的護理師，越會去醫療服務品質較差的偏鄉醫院等地方工作(3)。那樣的環境，也有可能會對他們的心理造成影響。

2　護理師的職業倦怠

護理師的離職率呈現緩慢增加的趨勢，目前醫療現場護理師不足的情況，已經成為一個社會問題。職業倦怠和護理師選擇離職之間的顯著關係，已是眾所周知的事實。調查護理師職業倦怠的程度，以及造成職業倦怠原因的研究，其實從過去就有在執行。

如何知道一位護理師目前處於怎樣的職業倦怠風險之下呢？目前在測定護理師的職業倦怠程度時，日本國內最常使用的，是由久保真人、田尾雅夫兩人專門為日本開發的「日語版職業倦怠量表(4)」。在這份問卷調查中，有像是「曾有過不想再從事這份工作的念頭」、「曾有忘我地把熱情投注在工作上的經驗」等共十七則短文，受測的護理師在作答時會針對短文中提到的情境，回答在最近半年內，他們感到文中敘述內容的頻繁程度為何。然後根據其回答的結果，做成三種職業倦怠指標，分別是：關於心理的疲勞感

和虛脫感嚴重程度的「情緒性消耗感」、面對患者個別的差異和人格特質時，出現機械性應對傾向的「脫人格化」、和感到自我效能（self-efficacy）高低有關的「個人達成感」。其中，情緒性消耗感是職業倦怠的核心症狀，情緒消耗感越高，脫人格化就會越嚴重，造成個人達成感減弱(5)。

其實從過去在社會學、心理學、腦科學領域所做過的研究中，也能發現和筆者們的研究結果相近的結論。例如，越是有「想要透過自己的工作來幫助他人」、「能透過自己的工作，完成助人的行為，相當重要」這種關懷他人的動機，而投身護理師工作的人，越容易出現職業倦怠(6)。

我們已經知道，會受到患者情緒起伏的影響、會去想像患者所承受的痛苦的護理師，也容易發生職業倦怠(7)。此外，根據某項腦科學研究指出，和人們的共感性相關的腦內活動，和職業倦怠的嚴重程度之間，有很明顯的關聯性(8)。這些研究成果，和筆者們發現的，會把他人的喜悅當作自己的喜悅的護理師，越容易出現職業倦怠的結論，有許多共通之處。

表 13-1　利他性的比例

	護理師 N=501	一般人 N=2,000
純粹利他性	27.9%	19.0%
熱光效應	52.9%	65.3%
沒有利他性	19.2%	15.8%

備註：「一般人」的資料，筆者自佐佐木等的研究團隊，於2016年3月進行的問卷調查內容中取得。

資料來源：以佐佐木等（2016）的調查內容為依據，由筆者製表。

3 護理師的利他性和職業倦怠之間的關係

筆者們在二〇一六年三月九日這一天，以目前在日本國內醫療機構中任職的護理人員為對象，實施了一次問卷調查。並對501位受測者的回答，進行資料分析。這次問卷調查中的問題，有「日語版職業倦怠尺度」的內容，也有以行為經濟學的理論為基礎，所設計的具有實驗性的問題。然後根據受測者的回答，區分出哪些護理師為純粹利他型，哪些屬於熱光效應，而哪些兩樣都不具備。

和一般人相比，護理師之中會「把他人的喜悅當作自己的喜悅」的比例較高。從表13-1可以知道，護理師中純粹利他型的人數比例，高於一般人。但相反的，熱光效應的比率，卻是護理師比較低。

圖 13-1　利他性的類型對職業倦怠產生的影響

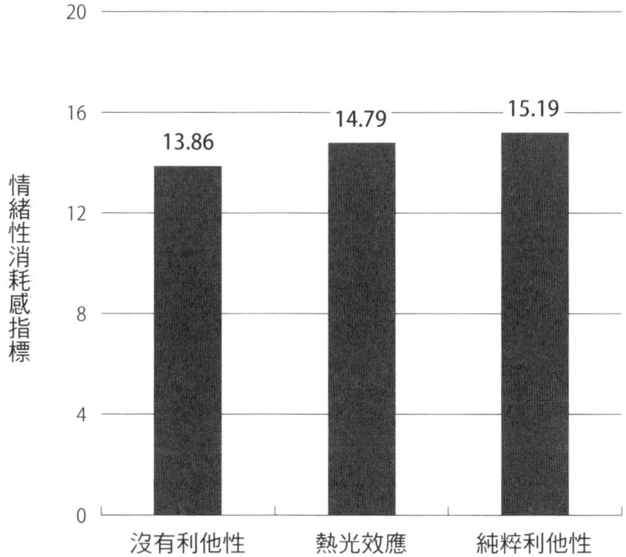

資料來源：以佐佐木等（2016）的調查內容為基礎，由筆者製圖。

其次我們還發現，純粹利他型的護理師和沒有任何一種利他性的護理師相比，前者的職業倦怠指數會更高（圖13-1）。接著如果把利他性和職業倦怠指標的關係，試著加入其他相關因素的影響，透過統計調控進行分析，會發現在純粹利他型的護理師間，特別是和心理的疲勞感和虛脫感有關的「情緒性消耗感指標」會上升。具體來說，沒有任何利他性的護理師，他們的情緒性消耗感指標為13.86，與

之相對的是，純粹利他型護理師的指標會高出前者1．33，為15．9。這個數字雖然和熱光效應的護理師所展現出來的傾向類似，但和純粹利他型的護理師相比，熱光效應顯得較不安定。

更進一步，如果把純粹利他型的護理師拿來和沒有任何利他性的護理師來做比較，會發現前者經常性使用安眠藥、鎮靜劑和抗憂鬱藥的可能性較高，得到這個結果讓筆者們吃了一驚。另一方面，在經常性使用頭痛藥和胃腸藥上，倒是沒有發現特別的關聯性。我們認為情緒上的消耗，會讓人們的精神狀態變得不穩定，進而引起憂鬱的症狀，而且和會經常使用安眠藥、鎮靜劑和抗憂鬱藥有關。

4 利他性在醫療現場中的應用

利他型的人應該很適合護理師這份工作吧？其實到目前為止的經濟學研究有人指出，護理師具有利他性，或許暗示了這樣對醫療現場來說，可能是再好不過的事了(9)。護理師的薪資如果拿來和相同技術水平高度的人做比較，會發現相對較差。經濟學理論認為，在一般情況下如果薪資較低，那麼受雇者只會在這樣的薪資條件下提供勞動，而且

只有技術水平不高的人才願意從事這類工作。然而，因為護理師們具有利他性，在使命感的驅使之下，他們會在醫療現場中感受到工作的價值。在這種情況下，就算薪資水準下降，護理師們還是願意以這樣的條件，提供高品質的護理工作。在護理師們的薪資待遇沒有獲得提升的情況下，我們能接受到這麼高品質的護理服務，或許可以說，都是有賴於他們的利他行為。

然而，筆者們的研究結果，要對目前這種狀況提出警告。如果純粹利他型的護理師果真比較容易產生職業倦怠的話，那麼讓他們待在容易倦怠的部門繼續執勤，絕對不是一件好事。而且對雇用他們的機構來說，這也是應該避免的事態。因此，人事部門的主管，確實有必要掌握護理師們是屬於哪種類型的利他性才行。此外，為了預防護理師們職業倦怠的風險，還可以把他們分配到較不用和患者交流，或者能接觸到病情不會再惡化者的部門。從長期的視野來看，在護理師身上著手，開發出能夠培養護理師們做好自我管理能力的項目，讓就算是純粹利他型的護理師，也不會有職業倦怠的情況發生，這才是最重要的。

（佐佐木周作）

結語

借鑒行為經濟學的安寧療護醫師：從預立醫療自主計畫的觀點出發

森田達也

A：「對了，是不是要決定一下，如果身體狀況突然變差的時候，要不要叫救護車？」

B：「有件事雖然不好開口，但如果到了不能定期來醫院的時候，該怎麼做比較好呢？我的意思是說，是要住院？還是請醫師到府上看診？這附近也有安寧病房，不知道你們有沒有想過要做預約呢？」

A是筆者在回老家時，和幫母親做在宅治療照護的父親之間的對話；B是安寧療護醫師經常會問患者的問題，然而這類問題通常無法得到理想的答覆。而且也沒有幾個人能開心地說出，「這可真是問了我一個好問題呢！」這和立即可以看到效果的疼痛治療大不相同。

對A的回答：「你的工作真奇怪，喜歡問別人這種招人厭的問題，現在還不到想這種事的時候吧。」

對B的回答：「說的也是，不早點預約的話，在排隊的人也不少吧。醫師的話我有聽進去，我會再找時間好好想一下。」（這只是醫師和患者之間禮貌性的對話，患者心裡想的，或許和我父親所講的沒有兩樣。）

近年來在醫療／醫學領域中，開始有人重視「預立醫療自主計畫」（ACP）的重要性。ACP原本的目的是；就算當自己無法做決定時，也能接受事前已經決定好的治療方式。因此像人工呼吸或心肺復甦術等末期的延命治療，都會納入考慮。但最近ACP的範圍似乎稍微擴大了，不單侷限在醫學治療方面，還有指向總結整體人生的味

道，如此一來就更接近所謂的「終活」了。思考人生最後的事情，從結果來看，其實也是在思考現在自己在做什麼。

自然而然就會傳播開來的事情，不會成為臨床或研究上的話題，「預立醫療自主計畫」會成為話題，其實意味著如果沒有特別被提出，就不會有人去注意。日本社會為了推廣ACP，已經開始完善相關的制度和法律（也可以理解為，如果沒有制定相關法律，人們就不會主動去做這件事）。臨床上透過多方面的介入，影響的對象除了患者和醫師外，目前正在建立同時能對患者、醫師、家屬、護理人員發揮作用的模式。如果不這麼做，一切都不會自然普及開來。

從合理的觀點來看，「找一個不需要處理其他事情的時間，讓（患者）身邊的人聚在一起思考，提出自己的意見（從長遠、整體上來考慮）比較好」，這或許是理所當然的事情。但真到了這種時候，話題似乎都不會轉到「患者如果發生緊急狀況時該如何處理上。如此一來，醫師當然會對「為什麼你們總是不去談這件事呢」感到疑惑，然後受到以客觀方式推估出來的患者預期壽命影響而感到焦慮，甚至產生接近於憤怒的情緒。但畢竟這是重要的話題，醫師還是可以用否認死亡，來說明患者希望能治好自己的疾病，不願意去想像身體越來越差時的狀況。

然而正如本書先前提到過，從「預立醫療自主計畫」的脈絡來看，可以發現「拖延」是人類普遍存在的現象。話說，筆者雖然也像一回事的寫好了遺囑，但卻還沒去辦理讓遺囑生效的必要手續。有人曾對我說，決定將來的事就等將來到了再做，啊，原來如此，因此我所說的事情才會顯得那麼「不自然」。

本書透過行為經濟學的視點，為讀者們揭示了：在做醫療決策時，人類進行思考時所具有的特性。許多的知識都可以應用在臨床上，並「有效」說明當前的現象。而筆者最關心的，則是「接下來要往哪個方向走」。從「預立醫療自主計畫」的脈絡來看，我想提出兩點包含在其中的課題。

其一，「預立醫療自主計畫」要求的是，預先把自己將來的期望，於現在做出決定。然而，人們並無法準確地預測，未來自己希望什麼。就連原本表示「如果自己臥床不起的話，就不想接受延命治療」的人，「真的臥床不起」之後，也可能覺得，自己的生活品質並沒有變得那麼差，這種情況近似於行為經濟學中提到的「投射偏誤」

1 「終活」是衍伸自「就活」（求職活動）的日語詞彙，內容指的是個人在面對自己的死亡時，所做的事前準備，例如安排葬儀和選定墓地等事項。

（projection bias）。投射偏誤指的是：目前的狀況會過度投射到未來，讓人們無法正確地預測以後的事。

例如，當人們在吃飽的情況下去超市買晚餐的食材時，就會買得少一些。但如果在空腹時做這件事，則容易買太多。雖然去買東西時，肚子是吃飽或空腹的狀態，和晚餐時個人的飢餓程度沒有關係，但人們容易把現在的狀況，直接拿來套用在未來上。

美國甚至有研究報告指出，大熱天的時候，開閉式的敞篷車和附帶游泳池的房屋，都會比平日賣得更好。或許這和人們預期，接下來高溫的日子會一直持續下去有關。而「預立醫療自主計畫」的情形是，人們認為現在的想法，將來也不會改變。人們很容易從現在看不到的事物上，找出未來的價值。例如像是「沒想到沐浴在早晨的陽光下，是這麼舒服啊」、「從來沒有意識到，原來能大口喝水，竟然是這麼值得高興的事」，結果就有可能接受「雖然以前希望過，但是現在並不想要」的治療。姑且不考慮「預立醫療自主計畫只是協商的過程，並不是必須遵守已經決定的事情」這種資優生式的回答。但如果留下些具體要求的紀錄，則無疑會對做決策時帶來很大的影響。

其二，社會價值和個人價值的視點。透過自由家長主義和助推所進行的誘導，其最核心的想法是，藉由把人們的行為引導至社會所期望的方向，來建構一個幸福的狀態。

例如為了增加年金資產，鼓勵人們在成年後，加入累積式的「個人型確定提撥制年金」（iDeCo），這對社會來說是樂見其成的事（也確實如此）。

然而，有些成年人才剛開始加入這類年金計畫，就在三十歲左右時過世了（在筆者的日常生活中，三十多歲的「癌末病患」並不少見）。沒有加入企業年金的公司職員，從二十二歲起的十五年間，如果繳滿iDeCo的話，大約會存下四百萬日圓，筆者認為對那些三十多歲就得面對死亡的人來說，他們應該會想把這筆錢用在其他地方。然而，一但加入iDeCo後，（不到一定的年齡）現金就領不出來了。

相同的道理，雖然推廣「預立醫療自主計畫」對社會整體來說，是一件好事。但另一方面，人們也會憧憬「不用考慮三天以後的事」、「明天的事情我可不管」、「我只考慮今天的事」這種生活方式。因為存在著價值觀上的差異，所以即使從社會來看是一件立意良善的事，並不等於對個人來說也是好事，這種情形無可避免。

行為經濟學為目前的醫療所欠缺乏的多樣性提供了不同的視野。對於行為經濟學和「預立醫療自主計畫」的未來，會往什麼方向發展，希望本書能對臨床和研究兩方面，起到一點提示性的作用。

本書的付梓軌跡

平井啓

平井：「在二〇一四年十一月舉辦的日本行為醫學學會上，想召開『癌症醫療中決策研究的必要性與可能性』的研討會，會中可以請你從行為經濟學的觀點，來進行專門的討論嗎？」

大竹：「沒問題。」

當時，我任職於大阪大學校本部的企劃部門，上面這段對話，是在前大阪大學理事、副校長大竹文雄先生（我經常就大學的業務向他請益）的理事室中進行的，並在當下獲得大竹先生的首肯，而這場對話也是促成本書問世的契機。

這場研討會的其中一個亮點是，本書作者群中的小川朝生、石川善樹、塩﨑麻里子等專題論文集撰稿人，在對本書內容中出現的不同議題，提出了一些看法後，讓聽完研討會發表內容的大竹說出「醫療是以合理性為前提來進行的呢」——這句話日後成為讓本書得以付梓的決定性原因。另外，我雖然身為這場活動的企劃人，但也充分享受了做

為一名聽眾的樂趣。

之後，靠著大阪大學社會經濟研究所的共同利用／共同研究據點的補助款，以及從二〇一六年開始，從三得利文化財團獲得的「有關人文科學、社會科學的跨領域團體研究補助款」，再加上從二〇一八年起，大阪大學SOCIAL SOLUTION INITIATIVE（SSI）的支援，讓本書的內容，能夠實現更多元的討論，並在最終彙整出一本這麼有份量的書籍。為了讓本書得以出版所進行的討論活動，有賴三得利文化財團的慷慨贊助，在此再次致上感謝之意。

過去，筆者因也曾參與本書中提到過的，由厚生勞動省所進行的「提高癌症篩檢受診率研究計畫」，所以才能迅速地採取行為經濟學的研究取徑。然而那時我還是以心理學者的角度，來觀察醫療現場中的決策過程和行為改變。對行為經濟學的架構和方法有進一步的認識，是從開始進行這次計畫，並在執筆寫完本書的原稿後才有的感覺。

未來要學習的東西還很多，希望藉由本書的出版，能為解決醫療現場的問題，提供更為具體的行為經濟學思考方式，並活用其中的方法，更進一步為促成越來越多跨領域的臨床專家、實踐者和研究人員，創造討論的機會。

注釋和參考文獻

第1章

（1） Fridman I, Epstein AS, Higgins ET. Appropriate use of psychology in patient-physician communication: influencing wisely. JAMA Oncol 2015, 1(6): 725-726.

第2章

（1） Kahneman D, Tversky A. Prospect theory: an analysis of decision under risk.Econometrica 1979, 47(2): 263-292.

（2） 圖2-1所呈現的S型曲線為機率權重函數，它能顯示客觀機率和主觀機率之間的關係。但在讓展望理論進一步發展的累積展望理論中，並不會把主觀機率在不做任何調整的情況下拿來使用。而是會首先使用利得局面中，和最期待發生的事情相關的主觀機率（在損失局面時，則為最不期待發生的事情的主觀機率）。接著，對其次期待發生的事情（在損失局面時，則為其次不期待發生的事情），把最期待發生的事情和其次期待發生的事情，用相對於兩者客觀機率的主觀機率，減去最期待發生的事情的客觀機率的主觀評價後，才做為決策時使用。我們可以用投擲硬幣為例來看，如果出現正面時可以獲得二萬日圓，但要是出現反面則什麼都拿不到。若相對於擲出正面的客觀機率為50％，機率權重函數所顯示的主觀機率為0.4的話，那麼期待獲得二萬日圓所使用的，就會是0.4這個主觀機率。而什麼都拿不到的狀況，則是把會出現正面或反面的任一可能發生的狀況，用主觀機率減去出現正面的主觀機率。因為無論如何都一定會出現正或反面，所以客觀的機率為1，此時的主觀機率也會是1。而出現反面時的決策所使用的，就會是用1減去0.4所得到的0.6這個數字。這時用於決策的加權合計也會是1。但如果是包含利得和損失兩方的事情，則加權不會為1。詳細內容請參考Tversky A, Kahneman D. Advances in prospect theory: cumulative representationof uncertainty. J Risk Uncertain 1992, 5(4): 297-323.

（3） 例如：水谷徳子，奥平寛子，木成勇介，大竹文雄.自信過剰が男性を競争させる.行動経済学，2009, 2: 60-73.

（4） Reuben E, Rey-Biel P, Sapienza P, Zingales L. The emergence of male leadership in competitive environments. J Econ Behav Organ 2012, 83(1): 111-117.

（5） ダニエル.カーネマン.ファスト＆スロー.村井章子譯，東京：早川書房；2012.

（6） 在擁有某樣東西的前、後，對這個東西的評價會發生改變的這項特性，很難用傳統經濟學的強項—政策評價來進行審視。就算對比較喜歡A或B政策，做了事前評估，還是有可能發生，當人們在得到某個東西後，評價就產生改變的可能性。在醫療的決策過程中，也會出現決定治療方針時的價值觀，和接受治療後的價值觀發生改變的情況。

（7） 傳統經濟學中，用來表示將來的滿足度如何反映在當下的感受時，一般大多會使用指數貼現函數。也就是使用$0<\delta<1$中的δ，在0時點時，t期後的效用Ut，會以現值δ tUt來

表示，將來效用則以指數函數的貼現來算出。此時不會發生當下偏誤的情形，因此人們對於較遠將來的決策，也不會因日子靠近了，而出現拖延的情況。銀行存款和房屋貸款的利息，採用的都是指數函數。

呈現當下偏誤的時間貼現函數，大多使用準雙曲貼現來進行經濟分析。就像前面提到的指數貼現，在0時點時，t期後的效用Ut會以現值δtUt來表示那樣，不管任何時候，貼現因子都是δt。另一方面，準雙曲貼現在0時點時，0期效用的貼現因子為1，也就是說，效用的現在價值雖為U0，但在第一期以後的效用貼現因子為βδt，第一期以後，效用Ut的現值以βδtUt來表示（這裡0＜β＜1）。

使用準雙曲貼現，雖然會讓將來的貼現因子變大，讓人想等一等。但從現在到明天時，貼現因子就會變小，人們還是會容易做出耐不住性子的選擇。

（8） 在社會偏好中，關心自己和他人利益的偏好，稱為「他者顧慮偏好」（other-regarding preferences）。另一方面，關心自己和他人的利益是如何產生的過程，稱為「過程顧慮偏好」（process-regarding preferences）。

（9） 透過「最後通牒賽局」（ultimatum game）這個著名的遊戲實驗，可以看出人們身上所具有的社會偏好。遊戲一開始時，會先把兩個不認識的人配對成一組來進行。兩人中的其中一位為提議者，另一位為響應者。提議者會得到一筆錢（這裡設定為一千日圓），接著他會把這筆錢中的一部分分配給響應者。只要響應者願意接受提議者分配給他的金額，則兩個人都有錢可拿。

但如果響應者不接受這個分配案，則提議者和響應者就一毛錢也拿不到。如果兩者都是利己型的人，那麼就算提議者分配一日圓，響應者也會接受，因此提議者應該就只會分配一元。但大多數的實驗結果顯示，提議者的分配比例主要落在30～50％之間。且響應者也會拒絕30％以下的分配方案。

（10） Coussens S. Behaving discretely: heuristic thinking in the emergency department.2017. https://scholar.harvard.edu/coussens

（11） リチャード.セイラー，キャス.サンスティーン.実践行動経済学：健康，富，幸福への聡明な選択.遠藤真美訳.東京：日経BP社；2009.

第3章

（1） Barsky RB, Juster FT, Kimball MS, Shapiro MD. Preference parameters and behavioralheterogeneity: an experimental approach in the health and retirement study. The Quarterly Journal of Economics 1997, 112(2): 537-579.

（2） Anderson LR, Mellor JM. Predicting health behaviors with an experimental measure of risk preference. Journal of Health Economics 2008, 27(5): 1260-1274.

（3） Guiso L, Paiella M. The role of risk aversion in predicting individual behaviours. CEPR Discussion Paper 2004, 4591.

（4） Hersch J, Viscusi WK. Smoking and other risky behaviors. Journal of Drug Issues 1998, 28(3): 645-661.

(5) Picone G, Sloan F, Taylor D. Effects of risk and time preference and expected longevity on demand for medical tests. Journal of Risk and Uncertainty 2004, 28(1): 39-53.

(6) Goldzahl L. Contributions of risk preference, time orientation and perceptions to breast cancer screening regularity. Social Science and Medicine 2017, 185: 147-157.

(7) 佐々木周作，平井啓，大竹文雄.リスク選好が乳がん検診の受診行動に及ぼす影響：プログレス.レポート.行動経済学 第10回大会プロシーディングス，2016, 9: 132-135.

(8) Lawless L, Drichoutis AC, Nayga RM. Time preferences and health behaviour： areview. Agricultural and Food Economics 2013, 1(1): 17.

(9) Bradford WD. The association between individual time preferences and health maintenance habits. Medical Decision Making 2010, 30(1): 99-112.

Bradford WD, Zoller J, Silvestri GA. Estimating the effect of individual time preferences on the use of disease screening. Southern Economic Journal 2010, 76(4): 1005-1031.

(10) Van Der Pol M, Hennessy D, Manns B. The role of time and risk preferences in adherence to physician advice on health behavior change. The European Journal of Health Economics 2017, 18(3): 373-386.

(11) Kang MI, Ikeda S. Time discounting, present biases, and health-related behaviors: evidence from Japan. Economics and Human Biology 2016, 21: 122-136.

(12) Ikeda S, Kang MI, Ohtake F. Hyperbolic discounting, the sign effect, and the body mass index. Journal of Health Economics 2010,29(2): 268-284.

(13) Kang MI, Ikeda S. Time discounting, present biases, and health-related behaviors: evidence from Japan. Economics and Human Biology 2016, 21: 122-136.

(14) Fang H, Wang Y. Estimating dynamic discrete choice models with hyperbolic discounting, with an application to mammography decisions. International Economic Review 2015, 56(2): 565-596.

(15) Bradford WD, Zoller J, Silvestri GA. Estimating the effect of individual time preferenceson the use of disease screening. Southern Economic Journal 2010, 76(4): 1005-1031.

(16) Chapman GB. Short-term cost for long-term benefit: time preference and cancer control. Health Psychology 2005, 24(4 Suppl): S41-S48.

(17) Volpp KG, John LK, Troxel AB, et al. Financial incentive-based approaches forweight los: a randomized trial. JAMA 2008, 300(22): 2631-2637.

(18) 隨機化比較實驗指的是，以隨機的方式把受試者分為會進行實驗的介入組，和只進行觀察的對照組，透過檢證介入群和對照群所得到的結果，如果出現統計上的差異，則介入行為就有效果。這是統計上因果推論的其中一種方法。

(19) Sen AP, Sewell TB, Riley EB, et al. Financial incentives for home-based healthmonitoring: a randomized controlled trial. Journal of General Internal Medicine 2014, 29(5): 770-777.

(20) Bronchetti ET, Huffman DB, Magenheim E. Attention, intentions, and follow-through in preventive health behavior: field experimental evidence on flu vaccination.Journal of

Economic Behavior & Organization 2015, 116: 270-291.
（21） 同上.
（22） Altmann S, Traxler C. Nudges at the dentist. European Economic Review 2014,72: 19-38.
（23） O'Keefe DJ, Jensen JD. The relative persuasiveness of gain-framed and lossframedmessages for encouraging disease detection behaviors: a meta-analytic review. Journal of Communication 2009, 59(2): 296-316.
Gallagher KM, Updegraff JA. Health message framing effects on attitudes, intentions, and behavior: a meta-analytic review. Annals of Behavioral Medicine 2012, 43(1): 101-116.
（24） Hallsworth M, Berry D, Sanders M, et al. Correction: stating appointment costs in SMS reminders reduces missed hospital appointments: findings from two randomized controlled trials. PloS ONE 2015, 10(10).
（25） Milkman KL, Beshears J, Choi JJ, et al. Using implementation intentions prompts to enhance influenza vaccination rates. Proceedings of the National Academy of Sciences 2011, 108(26): 10415-10420.
（26） Martin SJ, Bassi S, Dunbar-Rees R. Commitments, norms and custard creams: a social influence approach to reducing did not attends (DNAs). Journal of the Royal Society of Medicine 2012, 105(3): 101-104.
（27） Johnson EJ, Goldstein D. Do defaults save lives? Science 2003, 302(5649) 1338-1339.
（28） Halpern SD, Loewenstein G, Volpp KG, et al. Default options in advance directivesinfluence how patients set goals for end-of-life care. Health Affairs 2013, 32(2): 408-417.
（29） Galizzi MM, Miraldo M, Stavropoulou C, Van Der Pol M. Doctor-patient differ ences in risk and time preferences: a field experiment. Journal of Health Economics 2016, 50: 171-182.
（30） Sunstein CR. Nudges that fail. Behavioural Public Policy 2017, 1(1): 4-25.
（31） Viswanathan M, Golin CE, Jones CD, et al. Interventions to improve adherenceto self-administered medications for chronic diseases in the United States: a systematicreview. Annals of Internal Medicine 2012, 157(11): 785-795.
Nieuwlaat R, Wilczynski N, Navarro T, et al. Interventions for enhancing medication adherence. The Cochrane Library; 2014.
（32）Asch DA, Troxel AB, Stewart WF, et al. Effect of financial incentives to physicians,patients, or both on lipid levels: a randomized clinical trial. JAMA 2015, 314(18) 1926-1935.

第4章

（1） 請參考英國國民健康服務（NHS）的網頁（https://www.england.nhs.uk/sdm/）。
（2） 山內一信他. 医療消費者と医師とのコミュニケーション：意識調査からみた患者満足度に関する分析.東京：医薬産業政策研究所；2005.
（3） 吩坦尼 0.6mg／日→0.9mg／日→吩坦尼1.2mg／依日期順序增量。
（4） 使用氧可酮 60mg／日之後、持續的疼痛可以控制在NRS（Numerical Rating Scale：以0～

10表示疼痛和不舒服程度的評估方法）的0-1之間。

（5） 通常為了對付難以控制的疼痛，會使用PCA Pump這種機器，來提供麻醉藥注射劑。PCA有三個特色，其一是能持續提供藥物，就算沒有去操作，機器也會自動對患者提供一定的藥劑量。其二是每當要手動操作機器時，都可以更新當次要提供的藥物劑量。其三是設定不反應期（停工），在按下機器按鈕投藥後，如果沒有超過一定的時間，那麼無論再去按幾次按鈕，都不會提供藥物。這是一項防止過度投藥的設計。

（6） 内富庸介，藤森麻衣子. がん医療におけるコミュニケーション・スキル：悪い知らせをどう伝えるか. 東京：医学書院；2007.

財団法人 医療研修推進財団 PMET. QOL向上のための多種患者支援プログラムの開発研究：平成18年度 総括.分担研究報告書. http://www.pmet.or.jp/

（7） 已經麻痺的情況下，就算進行放射治療，也有可能無法改善麻痺的症狀。

（8） NRS（前述）已從6／10減輕到3／10。

（9） 目前日本國內實施的免疫治療和先進醫療，已有從第一至第四代的免疫治療了。第一代是天然產物及其加工、抽取物，以及與其類似的化合物。第二代是由免疫相關的細胞所生產出來的細胞激素（cytokine）蛋白，有各種干擾素（interferon）和白血球介素-2（Interleukin-2）。第三代是先進醫療，有各種活化自身淋巴球植入療法、樹狀細胞疫苗和胜肽疫苗（peptide vaccine）等。先進醫療是日本政府所認可的還在進行研究的治療方式，但效果尚未受到檢視。一般來說由患者自費來接受治療。第四代是使用納武利尤單抗（Nivolumab）等的免疫檢查點抑制劑（Immune checkpoint inhibitors），最近已有不少這類藥劑納入保險給付內。以上四代免疫治療並非標準治療，而是替代療法。另外有不少免疫治療醫院，已經打出了「第五代」治療方式，裡面包含了許多不同的免疫治療內容。但人們應該要知道，所謂的「第五代」其實是為了以比較易懂的方式，來宣傳其「超越既有的免疫療法」，而這種做法在目前是被接受的。

日本緩和醫療學會，緩和醫療指導方針作成委員會編. がんの補完代替療法クリニカル・エビデンス2016年版. 東京：金原出版；2016.

（10） 接種疫苗當天和隔日要接受診療，且需進行免疫刺激。

（11） 青山拓央.時間と自由意志：自由は存在するか. 東京：筑摩書房；2016.

（12） 陰道鏡檢查（colposcopy）的結果，被認為是浸潤癌，標靶活體組織切片也診斷為扁平上皮癌。陰道內檢查中，沒有發現陰道、膀胱、直腸和子宮主韌帶的浸潤現象。骨盆磁振造影（MRI）的結果和陰道內檢查相同，屬於T1b1期。電腦斷層掃描（CT）沒有發現明顯的遠端轉移（惡性轉移）和淋巴結轉移。

（13） 雖然原發性腫瘤為2.5公分，子宮主韌帶也沒有發生浸潤，但有發現脈管侵犯，和一處骨盤內淋巴結的轉移。

（14） 對子宮頸癌IB期和IIA期所進行的手術治療和根治性化學治療（curative chemotherapy），所得到的效果是一樣的。在歐美國家，選擇根治性化學治療的人較多，但日本因為有研發廣泛性全子宮切除術的歷史背景，因此選擇接受手術的人較多。而手術後復發風險從中到高的病患，還需要接受手術後放射線治療才行。但和沒有接受手術就做放射線治療

的人相比，前者在手術後要是對手術野（operating field）進行追加的放射線治療，那麼就有可能發生嚴重的淋巴浮腫和晚期合併症。因此最近幾年，許多醫療機構對復發風險中等的病患，採用化學治療來代替手術後放射線治療。
日本婦人科腫瘍學會編. 子宮頸癌治療指導方針2017年版. 東京：金原出版；2017
（15） 同上。
（16） Kunneman M, Pieterse AH, Stiggelbout AM, et al. Treatment preferences and involvement in treatment decision making of patients with endometrial cancer and clinicians. Br J Cancer 2014, 111(4): 674-679.
（17） 同上。
（18） Gallagher KM, Updegraff JA. Health message framing effects on attitudes, intentions,and behavior: a meta-analytic review. Ann Behav Med 2012,43(1): 101-116.
（19） Yoshida S, Hirai K, Sasaki S, Ohtake F. How does the frame of communication affect patients decision?: from behavioral economics' point of view. 19th World Congress of Psycho-Oncology Berlin 8/18; 2017.
（20） 同上。
（21） マイケル・サンデル. これからの正義の話をしよう：いまを生き延びるための哲学.鬼澤忍訳. 東京：早川書房；2011.
（22） アダム.スミス・道徳感情論. 高哲男訳. 東京：講談社；2013.
（23） 吉田沙蘭，平井啓，佐々木周作，大竹文雄. がん医療における「正確な情報提供」を再考する：行動経済学の視点から. 第30回日本サイコオンコロジー学会総会，2017.
（24） 入不二基義. あるようにあり，なるようになる：運命論の運命. 東京：講談社；2015.
（25） 古田徹也. それは私がしたことなのか：行為の哲学入門. 東京：新曜社；2013.
（26） 門脇俊介，野矢茂樹編・監修. 自由と行為の哲学：現代哲学への招待Anthology. 東京：春秋社；2010.
（27） ジョン・スチュアート・ミル. 自由論. 斉藤悦則訳. 東京：光文社；2012.
（28） 醫學倫理四大原則，分別為：尊重自主原則「尊重患者自主的決定」、不傷害原則「避免會危害到患者的事情」、行善原則「能為患者謀求福利」、正義原則「對利益和負擔進行公平地分配」。
（29） Cass S. The ethics of nudging. Yale Journal on Regulation 2015, 32(2): 412-450.

第5章

（1） 国立がん研究センターがん情報サービス.がん検診について.
https://ganjoho.jp/public/pre_scr/screening/about_scr.html
（2） リチャード・セイラー, キャス.サンスティーン. 実践行動経済学：健康, 富, 幸福への聡明な選択. 遠藤真美訳. 東京：日経BP社；2009.
（3） Croyle RT, Rimer BK, Glanz K. Theory at a glance: a guide for health promotionpractice. Maryland: National Cancer Institute; 2005.

（4） Prochaska JO, DiClemente CC. Stages and processes of self-change of smoking: toward an integrative model of change. J Consult Clin Psychol 1983, 51(3): 390-395.

（5） 助推：既不禁止人們做某種選擇，也沒有大幅改變經濟面的誘因，以可預測人們行為的方式，呈現出改變選擇架構的所有因素。（リチャード・セイラー, キャス.サンスティーン, 2009, p.17）

（6） Glanz K, Rimer BK, Lewis FM(Eds.). Health behavior and health education: theory, research, and practice. (3rd ed.) New Jersey: Wiley; 2002.（曽根智史，湯浅資之，渡部基，鳩野洋子訳. 健康行動と健康教育：理論，研究，実践. 東京：医学書院；2006）

（7） がん研究振興財団. がんの統計'17.
https://ganjoho.jp/reg_stat/statistics/brochure/backnumber/2017_jp.html

（8） 国立がん研究センターがん情報サービス. がん登録・統計：がん検診受診率. 2017.
https://ganjoho.jp/reg_stat/statistics/stat/screening.html

（9） Foundation for Promotion of Cancer Research. International comparisons of can cer mortality and cancer screening rates. Cancer statistics in Japan; 2009.

（10） 受診率向上につながるがん検診の在り方や普及啓発の方法の開発等に関する研究班（渋谷班）. 有効ながん検診受診率向上策とは：平成20～22年度厚生労働科学研究費補助金（がん臨床研究事業）.

（11） 「執行意圖」是社會心理學中，已通過實證的概念。這裡舉了一個經過驗證的案例，如果和A團體裡的成員約好，希望他們能寫一篇隨筆，並針對要在「何時、哪裡」寫這篇文章制定出計畫。同時和B團體的成員也約好，要他們寫一篇隨筆，但卻不做任何計畫。最後交出文章的比率，前者是後者的兩倍。
Gollwitzer PM, Brandstätter V. Implementation intentions and effective goal pursuit. Journal of Personality and Social Psychology 1997, 73(1): 186-199.

（12） Hirai K, Harada K, Seki A, et al. Structural equation modeling for implementationintentions, cancer worry, and stages of mammography adoption. Psycho-Oncology 2013, 22(10): 2339-2346.

（13） Harada K, Hirai K, Arai H, et al. Worry and intention among Japanese women: implications for an audience segmentation strategy to promote mammography adoption. Health Communication 2013, 2(87): 709-717 .

（14） Ishikawa Y, Hirai K, Saito H, et al. Cost-effectiveness of a tailored interventiondesigned to increase breast cancer screening among a non-adherent population: a randomized controlled trial. BMC Public Health 2012, 12: 760.

（15） 同上。

（16） 厚生労働省. 肝炎対策の推進に関する基本的な指針（平成28年6月30日改正）.

（17） 効率的な肝炎ウイルス検査陽性者フォローアップシステムの構築のための研究（研究代表者 是永匡紹）：厚生労働科学研究費補助金（肝炎等克服政策研究事業）平成28年研究報告書.

（18） 佐賀県健康増進課：肝がん（肝疾患）対策.
https://www.pref.saga.lg.jp/kiji00334023/index.html
（19） 効率的な肝炎ウイルス検査陽性者フォローアップシステムの構築のための研究（研究代表者 是永匡紹）：厚生労働科学研究費補助金（肝炎等克服政策研究事業）平成28年研究報告書.
（20） 佐賀県健康増進課：肝がん（肝疾患）対策.
https://www.pref.saga.lg.jp/kiji00334023/index.html
（21） 効率的な肝炎ウイルス検査陽性者フォローアップシステムの構築のための研究（研究代表者 是永匡紹）：厚生労働科学研究費補助金（肝炎等克服政策研究事業）平成28年研究報告書.
（22） 効率的な肝炎ウイルス検査陽性者フォローアップシステムの構築のための研究（研究代表者 是永匡紹）：厚生労働科学研究費補助金（肝炎等克服政策研究事業）平成26年度総括・分担研究報告書，2015.
（23） 目前做為C型肝炎治療主流的「不含干擾素（Interferon Free）藥物」，是一種只有口服的新型藥物，它的效果可達九成以上，備受各界期待。然而在「不含干擾素藥物」問世之前，因為治療的門檻很高，C型肝炎陽性者的受療率只有1.3%。之後受到開始研發新藥的影響，受療率已經上升到文中對照組的數字了。

第6章

（1） Franco EL, Villa LL, Sobrinho JP, et al. Epidemiology of acquisition and clearanceof cervical human papillomavirus infection in women from a high-risk area for cervical cancer. J Infect Dis 1999, 180(5): 1415-1423.
（2） Muñoz N, Bosch FX, Castellsagué X, et al. Against which human papillomavirustypes shall we vaccinate and screen?: the international perspective. Int J Cancer 2004, 111(2): 278-285.
（3） Miura S, Matsumoto K, Oki A, et al. Do we need a different strategy for HPV screening and vaccination in East Asia? Int J Cancer 2006, 119(11): 2713-2715.
（4） 国立がん研究センターがん情報サービス. がん登録・統計.
https://ganjoho.jp/reg_stat/index.html
（5） WHO. Global advisory committee on vaccine safety statement on safety of HPV vaccines. 2015.
http://www.who.int/vaccine_safety/committee/GACVS_HPV_statement_17Dec2015.pdf
（6） Roden RBS, Stern PL. Opportunities and challenges for human papillomavirus vaccination in cancer. Nat Rev Cancer 2018, 18(4): 240-254.
Sipp D, Frazer IH, Rasko JEJ. No vacillation on HPV vaccination. Cell 2018, 172(6): 1163-1167.
（7） 第10回厚生科学審議会予防接種・ワクチン分科会副反応検討部会：平成26年度第4回薬事・食品衛生審議会医薬品等安全対策部会安全対策調査会資料.

http://www.mhlw.go.jp/stf/shingi/0000050385.html

（8） 第32回厚生科学審議会予防接種・ワクチン分科会副反応検討部会：平成29年度第10回薬事・食品衛生審議会医薬品等安全対策部会安全対策調査会（合同開催）資料. http://www.mhlw.go.jp/stf/shingi2/0000189287.html

（9） 第31回厚生科学審議会予防接種・ワクチン分科会副反応検討部会：平成29年度第9回薬事・食品衛生審議会医薬品等安全対策部会安全対策調査会（合同開催）資料. http://www.mhlw.go.jp/stf/shingi2/0000186285.html

（10） 第23回厚生科学審議会予防接種・ワクチン分科会副反応検討部会：平成28年度第9回薬事・食品衛生審議会医薬品等安全対策部会安全対策調査会資料.http://www.mhlw.go.jp/stf/shingi2/0000147015.html

第26回厚生科学審議会予防接種・ワクチン分科会副反応検討部会：平成29年度第1回薬事・食品衛生審議会医薬品等安全対策部会安全対策調査会（合同開催）資料. http://www.mhlw.go.jp/stf/shingi2/0000161332.html

（11） Suzuki S, Hosono A. No association between HPV vaccine and reported post-vaccination symptoms in Japanese young women: results of the Nagoya study. Papillomavirus Res 2018, 5: 96-103.

（12） 日本医療研究開発機構研究費 革新的がん医療実用化研究事業「HPVワクチンの有効性と安全性の評価のための大規模疫学研究」平成27～28年度委託研究成果報告書（研究開発代表者：榎本隆之，2017年5月）.

（13） Ozawa N, Ito K, Tase T, et al. Beneficial effects of human papillomavirus vaccinefor prevention of cervical abnormalities in Miyagi, Japan. Tohoku J Exp Med 2017, 243(4): 329-334.

（14） Tanaka H, Shirasawa H, Shimizu D, et al. Preventive effect of human papillomavirus vaccination on the development of uterine cervical lesions in young Japanese women. J Obstet Gynaecol Res 2017, 43(10) 1597-1601.

（15） Egawa-Takata T, Ueda Y, Morimoto A, et al. Survey of Japanese mothers of 17 daughters eligible for human papillomavirus vaccination on attitudes about media reports of adverse events and the suspension of governmental recommendation for vaccination. J Obstet Gynaecol Res 2015, 41(12): 1965-1971.

（16） Yagi A, Ueda Y, Egawa-Takata T, et al. Development of an efficient strategy toimprove HPV immunization coverage in Japan. BMC Public Health 2016, 16: 1013-1023.

（17） Yagi A, Ueda Y, Kimura T. A behavioral economics approach to the failed HPVvaccination program in Japan. Vaccine 2017, 35(50): 6931-6933.

（18） 大垣昌夫，田中沙織. 行動経済学：伝統的経済学との統合による新しい経済学を目指して. 東京：有斐閣；2014.

（19） 平井啓. 行動経済学×医療[第3回] 参照点 がん放置理論がなぜ受け入れられるのか？ 週刊医学界新聞 第3245号，2017.

第7章

（1） 塩﨑麻里子，三條真紀子，吉田沙蘭他. がん患者遺族の終末期における治療中止の意思決定に対する後悔と心理的対処：家族は治療中止の何に，どのような理由で後悔しているのか？ Palliative Care Research 2017, 12(4): 753-760.

（2） Pardon K, Deschepper R, Vander Stichele R, et al. Preferred and actual involvementof advanced lung cancer patients and their families in end-of-life decision making: a multicenter study in 1 3 hospitals in Flanders, Belgium. J Pain Symptom Manage 2012, 43(3): 515-526.

（3） Schäfer C, Putnik K, Dietl B, et al. Medical decision-making of the patient in thecontext of the family: results of a survey. Support Care Cancer 2006, 14(9): 952-959.
Yamamoto S, Arao H, Masutani E, et al. Decision making regarding the place of end-of-life cancer care: the burden on bereaved families and related factors. J Pain Symptom Manage 2017, 53(5): 862-870.

（4） Shiozaki M, Morita T, Hirai K, et al. Why are bereaved family members dissatisfied with specialised inpatient palliative care service?: a nationwide qualitative study. Palliat Med 2005, 19(4): 319-327.
Anderson CJ. The psychology of doing nothing: forms of decision avoidance re sult from reason and emotion. Psychological Bulletin 2003, 129(1): 139-167.

（5） 国立社会保障・人口問題研究所. 第15回出生動向基本調查2017.
http://www.ipss.go.jp/ps-doukou/j/doukou15/NFS15_reportALL.pdf

（6） 厚生労働省. 平成27年（2015）人口動態統計の年間推計.
http://www.mhlw.go.jp/toukei/saikin/hw/jinkou/suikei15/dl/2015suikei.pdf

（7） Gilbert D. Stumbling on Happiness, New York: Knopf; 2006.

（8） 日野原重明. 生きていくあなたへ：105歳どうしても遺したかった言葉. 東京：幻冬舎；2017.

（9） Roese NJ, Summerville A. What we regret most ... and why. Personality and SocialPsychology Bulletin 2005, 31(9): 1273-1285.

（10） Schäfer C, Putnik K, Dietl B, et al. Medical decision-making of the patient in the context of the family: results of a survey. Support Care Cancer 2006, 14(9): 952-959.
坂口幸弘. ホスピスで家族を亡くした遺族の心残りに関する探索的検討. 死の臨床，2008, 31(1): 74-81.
Shiozaki M, Hirai K, Dohke R, et al. Measuring the regret of bereaved family members regarding the decision to admit cancer patients to palliative care units. Psycho-Oncology 2008, 17(9): 926-931.

（11） 塩﨑麻里子，中里和弘. 遺族の後悔と精神的健康の関連：行ったことに対する後悔と行わなかったことに対する後悔. 社会心理学研究，2010, 25(3): 211-220.

（12） Torges CM, Stewart AJ, Nolen-Hoeksema S. Regret resolution, aging, and adaptingto loss. Psychol Aging 2008, 23(1): 169-180.

（13） Connolly T, Reb J. Regret in cancer-related decisions. Health Psychology 2005,24(4 Suppl): S29-S34.
（14） 塩﨑麻里子，三條真紀子，吉田沙蘭他.がん患者遺族の終末期における治療中止の意思決定に対する後悔と心理的対処：家族は治療中止の何に，どのような理由で後悔しているのか？ Palliative Care Research 2017, 12(4): 753-760.
（15） Gilovich T, Medvec VH. The experience of regret: what, when, and why. Psychol Rev 1995, 102(2): 379-395.
（16） ダニエル・カーネマン. ファスト＆スロー. 村井章子訳. 東京：早川書房；2012.
（17） Gilovich T, Medvec VH. The experience of regret: what, when, and why. Psychol Rev 1995, 102(2): 379-395.
（18） Zeelenberg M. Emotional consequences of alternatives to reality: feeling is for doing. Behav Brain Sci 2007, 305-6: 469-470.
（19） ダニエル・カーネマン. ファスト＆スロー. 村井章子訳. 東京：早川書房；2012.
（20） Thaler R. Toward a positive theory of consumer choice. Journal of Economic Behaviorand Organization 1980, 1(1) 39-60.
（21） Landman J. Regret and elation following action and inaction. Personality and Social Psychology Bulletin 1987, 13(4): 524-536.
（22） Inman JJ, Zeelenberg M. Regret in repeat purchase versus switching decisions: the attenuating role of decision justifiability. Journal of Consumer Research 2002, 29(1): 116-128.
（23） Gilovich T, Medvec VH. The experience of regret: what, when, and why. Psychol Rev 1995, 102(2): 379-395.
（24） 塩﨑麻里子，中里和弘. 遺族の後悔と精神的健康の関連：行ったことに対する後悔と行わなかったことに対する後悔. 社会心理学研究，2010, 25(3): 211-220.
（25） 池田新介. 自滅する選択：先延ばしで後悔しないための新しい経済学.東京：東洋経済新報社；2012.
（26） Myers DG. Social Psychology, Boston: McGraw Hill; 2005.
（27） 池田新介. 自滅する選択：先延ばしで後悔しないための新しい経済学.東京：東洋経済新報社；2012.
（28） ダニエル・カーネマン. ファスト＆スロー. 村井章子訳. 東京：早川書房；2012.

第8章

（1） 国立がん研究センターがん情報サービス. がん登録・統計：最新がん統計. https://ganjoho.jp/reg_stat/statistics/stat/summary.html
（2） 朝田隆. 都市部における認知症有病率と認知症の生活機能障害への対応：総合研究報告書. 厚生労働科学研究費補助金（認知症対策総合研究事業）. 2013.
（3） American life & pew internet report. Health topics. 2011.
（4） Flynn KE, Smith MA, Freese J. When do older adults turn to the internet for health

information?: findings from the Wisconsin longitudinal study. Journal of General Internal Medicine 2006, 21(12): 1295-1301.

（5） Baker DW. The meaning and the measure of health literacy. Journal of General Internal Medicine 2006, 21(8): 878-883.

（6） Morrow DG, Miller LMS, Ridolfo HE, et al. Expertise and age differences in pilot decision making. Aging, Neuropsychology, and Cognition 2009, 16(1): 33-55.

（7） Reed AE, Mikels JA, Simon KI. Older adults prefer less choice than young adults. Psychology and Aging 2008, 23(3): 671-675.

（8） Sinnott JD. A model for solution of ill-structured problems: implications for everydayand abstract problem solving. In JD Sinnott(Ed.). Everyday problem solving: theory and applications(pp.72-99). New York: Praeger; 1989.

（9） Stanovich KE, West RF. Individual differences in reasoning: implications for the rationality debate? Behavioral and Brain Sciences 2000, 23(5): 645-665.

（10） Davis K, Bellini P, Hagerman C, et al. Physicians' perceptions of factors influencing the treatment decision-making process for men with low-risk prostate cancer. Urology 2017, 107: 86-95.

（11） 同上。

（12） 人生の最終段階における医療の普及・啓発の在り方に関する検討会. 参考資料4 人生の最終段階における医療に関する意識調査報告書.
http://www.mhlw.go.jp/stf/shingi2/0000199004.html

（13） Carr D. Racial differences in end-of-life planning： why don' t blacks and latinosprepare for the inevitable？ OMEGA-Journal of Death and Dying 2011, 63（1）： 1—20.

（14） Shen MJ, Nelson CJ, Peters E, et al. Decision-making processes among prostate cancer survivors with rising PSA levels: results from a qualitative analysis. Medical Decision Making 2015, 35(4): 477-486.

（15） 人生の最終段階における医療の普及・啓発の在り方に関する検討会. 参考資料4 人生の最終段階における医療に関する意識調査報告書.
http://www.mhlw.go.jp/stf/shingi2/0000199004.html

第9章

（1） International Registry in Organ Donation and Transplantation. IRODaT Newsletter 2016. December 2017.
http://www.irodat.org/img/database/pdf/IRODaT%20newletter%20Final%202016.pdf

（2） マーガレット・ロック. 脳死と臓器移植の医療人類学.坂川雅子訳. 東京：みすず書房；2004.

（3） Johnson EJ, Goldstein DG. Do defaults save lives? Science 2003, 302(5649): 1338-1339.

（4） 同上。

（5） 內閣府大臣官房政府広報室. 平成29年度 移植医療に関する世論調査.
https://survey.gov-online.go.jp/h29/h29-ishoku/index.html
（6） 公益社団法人日本臓器移植ネットワーク.臓器提供の意思表示に関する意識調査. 2016.
http://www.jotnw.or.jp/file_lib/pc/press_pdf/2016812press.pdf
（7） 行動経済学的な介入と自由の問題については、つぎの文献を参照。
キャス・サンスティーン. 選択しないという選択：ビッグデータで変わる「自由」のかたち.伊達尚美訳. 東京：勁草書房；2017.
若松良樹. 自由放任主義の乗り越え方：自由と合理性を問い直す. 東京：勁草書房；2016.
（8） The Behavioural Insights Team. Applying behavioural insights to organ donation: preliminary results from a randomised controlled trial. December 23, 2013.
http://38r8om2xjhhl25mw24492dir.wpengine.netdna-cdn.com/wp-content/uploads/2015/07/Applying_Behavioural_Insights_to_Organ_Donation_report.pdf
（9） リバタリアン・パターナリズムの考え方は、つぎの文献で提起されている。リチャード・セイラー，キャス・サンスティーン. 実践 行動経済学：健康，富，幸福への聡明な選択. 遠藤真美訳. 東京：日経BP社；2009.
（10） ドナー家族へのインタビューが収録されたものとして、以下の2冊を参照。山崎吾郎. 臓器移植の人類学：身体の贈与と情動の経済. 京都：世界思想社；2015.
小松美彦，市野川容孝，田中智彦編. いのちの選択：今，考えたい脳死.臓器移植. 東京：岩波書店；2010.22
特に生体移植ドナーについては、以下を参照。
一宮茂子. 移植と家族：生体肝移植ドナーのその後. 東京：岩波書店；2016.
（11） キース・E.スタノヴィッチ. 現代世界における意思決定と合理性. 木島泰三訳. 東京：太田出版；2017，120頁.
（12） 山崎吾郎. 臓器移植の人類学：身体の贈与と情動の経済. 京都：世界思想社；2015.
（13） この法律改定については、すでに様々な異論が提起されている。例えば以下の文献を参照。
シリーズ生命倫理学編集委員会編. シリーズ生命倫理学 第3巻 脳死・移植医療. 東京：丸善出版；2012.
（14） 請參考內閣府大臣官房政府廣報室「平成29年度 關於移植醫療的輿論調查」。公益社團法人日本臟器移植NwtWork的「關於器官捐贈的輿論調查」中，表示同意的人數比率，也和13.6%相去不遠。
（15） シリーズ生命倫理学編集委員会編. シリーズ生命倫理学 第3巻 脳死・移植医療. 東京：丸善出版；2012.

第10章

（1） 終末期における生命維持治療の差し控え.中止に関する事情については下記の文献も参

照されたい。
会田薫子. 延命医療と臨床現場：人工呼吸器と胃ろうの医療倫理学. 東京：東京大学出版会；2011.
田中美穂，児玉聡. 終の選択：終末期医療を考える. 東京：勁草書房；2017.
甲斐克則編. 終末期医療と医事法：医事法講座4. 東京：信山社；2013.
飯田亘之，甲斐克則編. 終末期医療と生命倫理：生命倫理コロッキウム4. 東京：太陽出版；2008.

（2） McMurray RJ, Clarke OW, Barrasso JA, et al. Decisions near the end of life. JAMA 1992, 267(16): 2229-2233.
Committee on Bioethics. Guidelines on forgoing life-sustaining medical treatment. Pediatrics 1994, 93(3): 532-536.
General Medical Council. Treatment and care towards the end of life: good practice in decision making. London: GMC; 2010.
British Medical Association. Withholding and withdrawing life-prolonging medical treatment: guidance for decision making. London: BMA; 2007.
Royal College of Paediatrics and Child Health. Witholding or withdrawing life saving medical treatment in children: a framework for practice. 2nd Ed. London: Royal College of Paediatrics and Child Health; 2004.
Larcher V, Craig F, Bhogal K, et al. Making decisions to limit treatment in life-limiting and life-threatening conditions in children: a framework for practice. Arch Dis Child 2015, 100(2 Suppl): S1-S23.

（3） Airedale NHS Trust v Bland 裁判，1993.

（4） NHK（総合）. 特報首都圏：延命医療をやめられますか. 2015年10月16日放送.
NHK（総合）. クローズアップ現代：人工呼吸器を外すとき～医療現場新たな選択～. 2017年6月5日放送.

（5） 厚生労働省. 終末期医療の決定プロセスに関するガイドライン. 2007年5月.（2018年3月、「人生の最終段階における医療・ケアの決定プロセスに関するガイドライン」に改訂）

（6） 日本学術会議・臨床医学委員会終末期医療分科会. 対外報告：終末期医療のあり方について—亜急性型の終末期について. 2008年策定.
日本救急医学会，日本集中治療医学会，日本循環器学会. 救急・集中治療における終末期医療に関するガイドライン：3学会から提言. 2012年策定. 日本老年医学会. 高齢者ケアの意思決定プロセスに関するガイドライン：人工的水分・栄養補給の導入を中心として. 2012年策定.

（7） 日本小児科学会倫理委員会小児終末期医療ガイドラインワーキンググループ. 重篤な疾患を持つ子どもの医療をめぐる話し合いのガイドライン. 日本小児科学会雑誌，2012, 116(10).

（8）　「滑坡效應」
當某件事情一但被容許之後，它的範圍和程度開始不受控制地擴大，這種現象在倫理學中稱為「滑坡效應」。典型的案例有納粹德國所執行的安樂死政策（T-4行動）。雖然後來這項政策被停止了，但安樂死的執行卻沒有限制地擴散開來，最後導致有好幾萬人以安樂死（慈悲殺）之名遭到傷害，成為名留歷史的慘劇。為了不讓滑坡性應發生，出現了「滑坡誤謬」。「滑坡誤謬」的內容是「某件事情（A）在道德上是正確的，但如果承認了A，就必須連帶承認道德上不正確的事情（B）才行，因此不能承認A」。「滑坡誤謬」經常在反對「安樂死」和「研究、利用人類胚胎」時，被拿來使用。從文章的脈絡來看，「中止維持生命治療，在道德上或許是正確的，但只要承認了這件事情，就有可能影響到某些想接受延命治療的人，卻被導向中止的方向，因此不應該同意中止維持生命治療」就是一種滑坡誤謬。

第11章
（1）　武居哲洋. 集中治療医学文献レビュー：総括・文献紹介・展望と課題. 東京：学研メディカル秀潤社；2012.
（2）　Link MS, Berkow LC, Kudenchuk PJ, et al. Part 7: adult advanced cardiovascular life suppor: 2015 American Heart Association guidelines update for cardiopulmonary resuscitation and emergency cardiovascular care. Circulation 2015, 132(Suppl 2): S444-S464.
（3）　Field RA, Fritz Z, Baker A, et al. Systematic review of interventions to improve appropriate use and outcomes associated with do-not-attempt-cardiopulmonary- resuscitation decisions. Resuscitation 2014, 85(11): 1418-1431.
（4）　西村匡司，丸藤哲. Do Not Attempt Resuscitation(DNAR)指示のあり方についての勧告. 日本集中治療医学会雑誌，2017, 24(2): 208-209.
（5）　Croskerry P, Norman G. Overconfidence in clinical decision making. Am J Med 2008, 121(5 Suppl): S24-S29.
（6）　同上。
（7）　ダニエル・カーネマン. ファスト & スロー. 村井章子訳. 東京：早川書房；2012.
（8）　Goldstein LB, Adams R, Becker K, et al. Primary prevention of ischemic stroke. Circulation 2001, 103(1): 163-182.
Grundy SM, Balady GJ, Criqui MH, et al. Primary prevention of coronary heartdisease: guidance from Framingham. Circulation 1998, 97(18): 1876-1887.
（9）　Prochaska JO, Velicer WF. The transtheoretical model of health behavior change. American Journal of Health Promotion 1997, 12(1): 38-48.

第12章
（1）　McGlynn EA, Asch SM, Adams J, et al. The quality of health care delivered to adults in the United States. N Engl J Med 2003, 348(26): 2635-2645.

（2） Levine DM, Linder JA, Landon BE. The quality of outpatient care delivered to adults in the United States, 2002 to 2013. JAMA Intern Med 2016, 176(12): 1778-1790.

（3） Higashi T, Nakamura F, Shimada Y, et al. Quality of gastric cancer care in designatedcancer care hospitals in Japan. Int J Qual Health Care 2013,25(4): 418-428.

（4） Tsugawa Y, Jha AK, Newhouse JP, et al. Variation in physician spending and association with patient outcomes. JAMA Intern Med 2017, 177(5): 675-682.

（5） Tsugawa Y, Jena AB, Figueroa JF, et al. Comparison of hospital mortality and readmission rates for medicare patients treated by male vs female physicians. JAMA Intern Med 2017, 177(2): 206-213.

（6） Krumholz HM, Nuti SV, Downing NS, et al. Mortality, hospitalizations, and expenditures for the medicare population aged 65 years or older, 1999-2013. JAMA 2015, 314(4): 355-365.

（7） Baumhäkel M, Müller U, Böhm M. Influence of gender of physicians and patients on guideline-recommended treatment of chronic heart failure in a cross-sectional study. Eur J Heart Fail 2009,11(3): 299-303.

（8） Bertakis KD, Helms LJ, Callahan EJ, et al. The influence of gender on physician practice style. Med Care 1995,33(4): 407-416.

Krupat E, Rosenkranz SL, Yeager CM, et al. The practice orientations of physicians and patients: the effect of doctor-patient congruence on satisfaction. Patient Educ Couns 2000, 39(1): 49-59.

Roter DL, Hall JA. Physician gender and patient-centered communication: a critical review of empirical research. Annu Rev Public Health 2004, 25: 497-519.

Roter DL, Hall JA, Aoki Y. Physician gender effects in medical communication: a meta-analytic review. JAMA 2002, 288(6): 756-764.

（9） Powell M, Ansic D. Gender differences in risk behaviour in financial decision-making: an experimental analysis. Journal of Economic Psychology 1997, 18(6): 605-628.

Barber BM, Odean T. Boys will be boys: gender, overconfidence, and commonstock investment. The Quarterly Journal of Economics 2001, 116(1): 261-292.

Charness G, Gneezy U. Strong evidence for gender differences in risk taking. Journal of Economic Behavior & Organization 2012,83(1): 50-58.

（10） Meeker D, Linder JA, Fox CR, et al. Effect of behavioral interventions on inappropriate antibiotic prescribing among primary care practices: a randomized clinical trial. JAMA 2016, 315(6): 562-570.

（11） Linder JA, Meeker D, Fox CR, et al. Effects of behavioral interventions on inappropriate antibiotic prescribing in primary care 12 months after stopping interventions. JAMA 2017, 318(14): 1391-1392.

第13章

（1） 佐々木周作，若野綾子，平井啓，大竹文雄. 看護師の利他性と燃え尽き症候群：プログレス・レポート. 行動経済学 第10回大会プロシーディングス，2016, 9: 91-94.

（2） Andreoni J. Giving with impure altruism: applications to charity and Ricardian equivalence. Journal of Political Economy 1989,97(6): 1447-1458.

Andreoni J. Impure altruism and donations to public goods: a theory of warmglow giving. The Economic Journal 1990, 100(401): 464-477.

（3） Lagarde M, Blaauw D. Pro-social preferences and self-selection into jobs: evidencefrom South African nurses. Journal of Economic Behavior & Organization 2014, 107: 136-152.

（4） 久保真人，田尾雅夫. 看護婦におけるバーンアウト：ストレスとバーンアウトとの関係. 実験社会心理学研究，1994, 34(1): 33 -43.

（5） 日本健康心理学会編. 健康心理アセスメント概論. 東京：実務教育出版；2002.

（6） Dill J, Erickson RJ, Diefendorff JM. Motivation in caring labor: implications for the well-being and employment outcomes of nurses. Social Science & Medicine 2016, 167: 99-106.

（7） Omdahl BL, O’ Donnell C. Emotional contagion, empathic concern and communicative responsiveness as variables affecting nurses’ stress and occupational commitment.Journal of Advanced Nursing 1999, 29(6): 1351-1359.

Abendroth M, Flannery J. Predicting the risk of compassion fatigue: a study of hospice nurses. Journal of Hospice & Palliative Nursing 2006, 8(6): 346-356.

（8） Tei S, Becker C, Kawada R, et al. Can we predict burnout severity from empathy-related brain activity? Translational Psychiatry 2014, 4(6): e393.

（9） Heyes A. The economics of vocation or ‘why is a badly paid nurse a good nurse’? Journal of Health Economics 2005, 24(3): 561-569.

作者一覽

大竹文雄（大阪大學大學院經濟學研究科）編著者　前言、第1～3章

平井　啓（大阪大學大學院人類科學研究科）編著者 第5章1節・3節・5節、第9章、結語

石川善樹（Campus for H）第5章3節

上田　豐（大阪大學大學院醫學系研究科）第6章

小川朝生（國立癌症研究中心先端醫療開發中心）第8章

江口有一郎（佐賀大學醫學部附屬病院肝疾患中心）第5章4節

大谷弘行（九州癌症中心緩和治療科）第1章

木村　正（大阪大學大學院醫學系研究科）第6章

佐佐木周作（京都大學大學院經濟學研究科）第2～3章、第13章

塩﨑麻里子（近畿大學綜合社會學部）第7章

多田羅龍平（大阪市立綜合醫療中心緩和醫科）第10章

津川友介（加州大學洛杉磯分校醫學部）第12章

福吉　潤（CANCERSCAN）第5章2節

堀　謙輔（關西勞災病院産婦人科・緩和中心）第4章

水野　篤（聖路加國際病院循環器內科・QI中心）第11章

森田達也（聖隷三方原病院緩和支持治療科）結語

八木麻未（大阪大學大學院醫學系研究科）第6章

山崎吾郎（大阪大學CO設計中心）第9章

吉田沙蘭（東北大學大學院教育學研究科）第4章

智者生存
醫療現場的行為經濟學——為什麼醫生和病患想的不一樣？
医療現場の行動経済学 すれ違う医者と患者

編著者 大竹文雄、平井啓
譯者 林巍翰
主編 郭峰吾

總編輯 李映慧
執行長 陳旭華（ymal@ms14.hinet.net）

社長 郭重興
發行人兼出版總監 曾大福
出版 大牌出版／遠足文化事業股份有限公司
發行 遠足文化事業股份有限公司
地址 23141 新北市新店區民權路 108-2 號 9 樓
電話 +886- 2- 2218 1417
傳真 +886- 2- 8667 1851

印務經理 黃禮賢
封面設計 萬勝安
排版 藍天圖物宣自社
印製 成陽印刷股份有限公司
法律顧問 華洋法律事務所 蘇文生律師

定價 450 元
初版 2021 年 2 月

國家圖書館出版品預行編目 (CIP) 資料

智者生存：醫療現場的行為經濟學——為什麼醫生和病患想的不一樣？/ 大竹文雄、平井啓 編著；林巍翰 譯 . – 初版 . -- 新北市：大牌出版 , 遠足文化事業股份有限公司 , 2021.2 面；公分
譯自：医療現場の行動経済学 すれ違う医者と患者
ISBN 978-986-5511-58-6（平裝）
1. 醫療經濟學 2. 行為心理學 3. 醫病關係
410.1655　　109022286